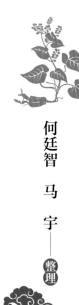

何伯壎温病辨证录

何廷智　马　宇——整理

人民卫生出版社
·北京·

图书在版编目（CIP）数据

何伯壎温病辨证录 / 何廷智，马宇整理. —北京：
人民卫生出版社，2022.11
　ISBN 978-7-117-33790-8

　Ⅰ. ①何… Ⅱ. ①何… ②马… Ⅲ. ①温病学说－研
究　Ⅳ. ①R254.2

中国版本图书馆CIP数据核字（2022）第196615号

人卫智网	www.ipmph.com	医学教育、学术、考试、健康，
		购书智慧智能综合服务平台
人卫官网	www.pmph.com	人卫官方资讯发布平台

何伯壎温病辨证录
He Boxun Wenbing Bianzhenglu

整　　理：何廷智　马　宇
出版发行：人民卫生出版社（中继线 010-59780011）
地　　址：北京市朝阳区潘家园南里 19 号
邮　　编：100021
E - mail：pmph @ pmph.com
购书热线：010-59787592　010-59787584　010-65264830
印　　刷：北京汇林印务有限公司
经　　销：新华书店
开　　本：889×1194　1/32　印张：5　插页：2
字　　数：117 千字
版　　次：2022 年 11 月第 1 版
印　　次：2022 年 12 月第 1 次印刷
标准书号：ISBN 978-7-117-33790-8
定　　价：45.00 元
打击盗版举报电话：010-59787491　E-mail：WQ @ pmph.com
质量问题联系电话：010-59787234　E-mail：zhiliang @ pmph.com
数字融合服务电话：4001118166　E-mail：zengzhi @ pmph.com

何伯埙温病辨证录

国医大师徐经世题写书名

前　言

　　本书收录蜀中名医何伯壎先生温病学讲义、临床经验辨证录、湿温的发病机理及证治等内容。何老一生治学严谨，学问渊博，长于温病，旁通各家，被后人誉为"何温症"，是成都中医药大学温病学学科的创始人之一。何老家学有源，广拜名师，穷究经典，擅长温病，尤重湿温一证。认为湿温既有伤津热化的温病全过程，也有壅遏中焦，使三焦气机不行的特点。提出"初起应辛凉解肌，苦辛开降，表里双解，忌辛温发散"，并创立首选方剂银翘蚕矢汤；临床中发现，湿温病邪病机转变较一般温病为慢，故多病程持久，缠绵难愈，重心虽主要在脾胃，却也可弥漫三焦，波及他脏而见他证，若失治误治，则可造成湿温变证，设若危证重证出现则后果不堪设想。对于杂病，何老尊"气血冲和，万病不生；一有怫郁，诸病生焉"，深得"轻可去实"之旨，用药多甘淡实脾，配合调畅情志，治愈不少疑难怪病。本书各篇书写时间从民国至中华人民共和国成立以后，跨度较大，何老用药思路与风格略有变化，又部分稿件有所散佚，我们近年努力收集完善，可较为全面反映何老学术思想，所选验方和治案充分展示了川派温病学家对本地区疾病的认识。因何老个人用药习惯，故对文中个别中药名称及名词术语的解释保留原貌。

目　录

何伯壎传

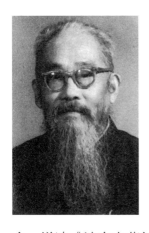

何伯壎，原名昭文，以字行，温病学家，1892 年出生于四川彭山新民乡一小土地出租家庭。

何氏先祖原籍湖广，后迁入蜀。祖上数辈以佃耕发家。其父汝砺有田产百余亩。1901 年，何氏寄宿县城外公陈登云家读私塾，因族中先辈业医者多，且因何氏自幼心脏有病，故外公嘱其从塾师攻书之余，增读《神农本草经》《汤头歌诀》《医学三字经》等医书。1907 年，经塾师胡仁山鼓励，何氏考入彭山高小。1911 年复考入位于成都梨花街的华阳县立中学。学未竟，因资助其学业的外公亡故，家中经济受挫，何氏乃半工半读继续学业，并于 1915 年以前三名的成绩，免费考入四川公立法政专门学校政治经济系。1919 年从该校毕业后，因求职艰难，悲愤郁结，身体出现状况，致使血压升高，头目眩晕，先就诊于成都陈旭初、张子初不效，1921 年返回彭山，辗转求治于周耿光、王兰庭、蹇虎岗、陈俊三等名家达两年余。趁养病闲暇，何氏刻苦诵读幼时所习医书，间也拟方自治，并相继拜师叔祖何锡三、邑人王兰庭、周耿光三老勤勤求学。以其家学渊源，且才思聪敏，两年后即能为人诊病。何氏行医不拘昼夜远近，不问病家贵贱贫富，有求必应，故很快赢得较好名声。

1923年春，何氏出诊到眉山，得该县县立高小校长林松茂赏识，受聘为该校教员。时因其二弟仲簏、五妹文碧在京、沪各自投身革命，其母忧郁惊吓致病，于1927年5月去世。何氏为此辞职回家，助老父操持农耕，闲时仍以行医为事。

1928年，何氏到川军驻蒲江某营任书记官兼军医。1929年底受任彭山县（现彭山区）实业局（即蚕商局）局长。1931年与毛少伯组织该县农协会，适因农民反抗田粮预征，军政部门疑为两人鼓动，欲行抓捕。经毛劝说，何只身逃往成都文庙后街行医。然彭山追捕甚急，乃复逃往眉山麻柳场同学辜典谟家中潜避。后得姻亲马杰夫之力，前往由其担任某军营长的第二营任特约医生，直至彭山县人事变易，方得重回成都并决意行医。

何氏诊余则穷究医典，广交医界名流。其妻徐惠蓉与名医沈绍九先生夫人原为姑表亲，何因此得识沈师。沈医学造诣精深，论病说理言辞简洁，何氏素慕之，常立座侧窥学其艺。何氏尝治一无梦遗精者，药用参附龙牡合封髓丹，病虽转轻而久难根除。无奈，求教于沈。沈只改原方内黄柏为六钱，使与附片等，服之果效。沈为释疑，仅言"苦以坚之"，使何茅塞顿开。

1932年，何氏被国医学院院长吴学海聘为教授，到何公巷该校执教温病学。1935年吴病故，众人公推李斯炽等主持院务，迁校兴禅寺街，改称"四川国医学院"。其时，校内汇聚张先识、刘安衢、熊宝珊、邓绍先、徐庶遥、肖连春、何伯壎等诸多医界名流，分别教授内经、本草与诊断、儿科、伤寒、妇科、古文、温病等课程，办学态势颇佳，学员众多，各家所长均受学员称道。

此间，何氏以《温病条辨》为蓝本，编纂《温病学》作教材（祥记彬明印刷社代印），赢得了"何温症"的美誉。其时，他的诊病处所迁至成都三桥南街李斯炽先生对面，且与西医余信芳相近，人们谐其音，称三人为"河里鱼"，一时传为美谈。

1939年8月，何氏受聘兼任新中医疗养院副院长，专为住院者义务诊病，后因抗战疏散，院务难以为继而离职。1943年6月复受中医医院董事会聘请，义务兼任该院温病主任医师。何氏每日午前在家坐诊，午后则或出诊，或上课，或去医院尽职。

1947年，何氏先后出任国医学院教务长和副院长。1948年继李斯炽先生后当选为成都市中医师公会理事长。

1951年夏，国医学院因经费难继而停办，何氏于11月离职到建筑工人诊疗所任内科医生。该所1953年8月改为医疗队，何氏任医疗组长，又随队深入工地服务。1954年7月，何氏调入省建筑二公司卫生科，穿梭于各建筑工地医务室。他对建筑工人富有爱心，常与之一道挥洒汗水，其时虽已年逾花甲，却还时常冒险攀高，把药亲自送给高架工人们。痔瘘专家黄济川先生曾为此戏谑他"汗衫两件，裤子条半，一身晒得像黄鳝"。但他以自身行动赢得了广大工人的交口赞誉和敬戴。

1956年秋，何氏调成都市第一人民医院，次年出任该院门诊负责人。1959年1月调成都中医学校（1963年改称成都中医进修学校）执教。其间曾先后担任教研组长和教务副主任。

何氏治学严谨，学问渊博，长于温病，旁通各家，力倡学以致用。终其一生，推崇《温病条辨》，言此书说理透彻。于温病尤重湿温一证，认为四川盆地湿气最盛，故病则湿热兼感为多。而湿气为病，既有伤津热化的温病全过程，复有壅遏中州使三焦气机不行的特点，如能参透湿温，其余温病则可迎刃而解。此外，湿温病邪特异，病机转变较一般温病为慢，故多病程持久，缠绵难愈，重心虽主要在脾胃，却也可弥漫三焦，波及他脏而见他证，若失治误治，则可造成湿温变证，设若危证重证出现则不堪设想。

对湿邪的治疗，他提出"初起应辛凉解肌，苦辛开降，表里双解，忌辛温发散"，并创立首选方剂银翘蚕矢汤；对阳明湿温，则应自拆热势，屡用葛根芩连汤而效；湿温深入下焦，则求属以衰之，注重调养，宜"柔肝实土兼奠下"；对湿热两感、阴阳两伤者须稳定重心，求得平衡，用药不得刺激各脏而衍他变，以致诛伐无过。治须避免养阴而生湿、渗湿以耗津、扶阳以化燥、润燥而陷脾等弊端。

对病机的认识，何氏颇为看重气运失宜导致的危害，尤其是肝气郁结病患。他说："气血冲和，万病不生；一有怫郁，诸病生焉"。对气机郁结者，除采用特殊方法诊治外，他还常和达诙谐地对患者进行情志疏导。临证喜据患者形色测定病位，如言肥人多痰湿气虚，瘦弱多阴虚，木型多肝火，等等。

疾病复杂时，何氏常甘淡实脾以起沉疴。曾诊治一老妪，各类兼证达十余种。来就诊前已多次更医治疗，药后病增，舌起裂纹，色绛紫如猪肾，苔白滑而剥脱，仅予炒米、糯米草根、扁豆、黑豆、牡蛎数味，妪连服数剂而觉周身舒适，百脉通畅。何氏说："此妪乃湿邪为患，以年老体弱，阴阳气血均不足，且真脏色现，补之清之燥之润之皆非所宜，唯可求一稳妥之法，或可带病延年。"

何氏从 20 世纪 30 年代起，除教授温病课程外，一直致力于诊务而疏于著述，遗稿仅有《治疗温病经验录》《临床经验辨证录》《四家医案分析》等数种。

何氏 1956 年至 1964 年曾当选为成都市人民代表大会代表。1977 年 8 月去世，享年 85 岁。

杨华森

2019 年 5 月 5 日

第一部分

温病学讲义

论温病上焦

治温病，责三焦，手太阴，认证超，主气分，切莫淆。

夫温者阳邪，阳邪伤人之阴，肺乃百脉之源，纤维血管构成，性至阴，故首郁手太阴，足见温气伤人之阴，与阴气伤人之阳，实对待之象。盖太阳为阳府，膀胱主气化，伤寒必先中之。两大法门，昭昭明也。

温为火象，风为火母，温入肺金气分，所谓同气相求，岂有火不克金之理乎？况温患于阴虚之人。故经云："冬不藏精，春病温。"温既病矣，苟误认为辛温能退火烧，辄投麻、桂、升、苏，伤其表气，精枯燥烈，复图和里，推陈至新，改施硝、黄、枳、朴，再伤里气，泄泻不止，而病仍在，演成上热下寒，用药维艰，此所谓以有过诛伐无过，因不治而死者有之，因施治不愈，病人脾肾两痿者有之，因痿而病成脊髓痨者有之（新医有此名称）。为祸岂可胜言哉。刘河间提出三焦关键立论，吴鞠通条辨详明，分上中下三焦主治，足破千古之谜也。

辨其证，共九条，脉动数，午后潮，异伤寒，勿纷嚣。

温有九证：春温、温热、温疫、温毒、暑温、湿温、秋燥、冬温、温疟之别，见于王叔和《伤寒例》中，但未别立治法，故易与伤寒蒙混。

春温者，方初春阳气发育，肝木行令，风夹温也；温热者，春末夏初阳气弛张，温盛为热也；温疫者，天气炎热，疠气流行，且兼秽浊，若役使然，病情相同，即时疫也；温毒者，诸温夹毒，秽浊太重，即大头瘟之类也；暑温者，炎夏暑病之偏于热者也；湿温者，长夏秋初湿郁而发酵生热，即暑病之多湿者也；秋燥者，秋金燥令，人感之为病也；冬温者，冬应寒而反暖，阳不潜藏，民病温也；温疟者，阴气先伤，又因于暑，阳气独发也。

以上九项，吴氏统作外感，不在伤寒之例。其病势发扬，诸多显著，脉情浮数、浮大、滑大、洪大，且多头痛，发热，自汗，烦渴，午后夜晚潮热特甚，是为温病。与寒症病势之沉伏及脉情之沉迟、沉弱、沉细、沉微，甚至无力恶寒厥冷者，了然不同矣。

按物理热升冷降，热胀冷缩定论，以察其当时病状之经过和情形，可辨为寒与热也。夫肺主皮毛，司开阖，自上而下，初病上焦，继入中焦，终入下焦，与气分为终始。得见两寸大者，火克金也；尺部肌肤热甚者，火反克水也，郁气过重，故头痛头眩，因之特甚，且春气在头，炎气上升，合乎物理义也。似与太阳之伤寒略同，辨证者，惟以数点别之。

兼寒热，解肌消，热而渴，主银翘。

温病忌汗，最喜解肌。若初起恶寒、发热不甚者，宜桂枝汤。若壮热而不恶风寒，口渴喜饮或服桂枝汤不愈，反见面红潮热，执迷不清醒者，遵《内经》风淫于内，宜用辛凉之法，加味银翘散主之。有三阶段，得一期表里清解而不愈者，二期须加调胃，愈而头眩不清者，调胃兼重养水。倘有变态，应用精深意义立方，庶免祸起不测，按麻、桂本肺药，传足不传手之伤寒证主之者，以麻、桂能截之耳。桂枝善解肌，麻黄发越阳气，较之升、葛、羌、芷大相径庭。凡施之，辛亥民初以还，天道渐薄，人群禀受，亦不及古人之厚，且因政治久不上道，除却农工系多生理（六淫）病外，而智识分子难免焦灼郁结于胸，一旦病温，不仅生理不安，精神（七情）亦随之而病也。只知治温，而不知解郁，欲收全效，不易达也（因内乱不靖，外患难平）。至若所处地势之燥湿，气候之寒暖，环境之优劣，嗜好之深浅，其关系之重大，不亚于领禀赋之厚薄。既个人情形悬殊，若是而病象之变更和主治之差别，几有毫厘千里之慨，经验所到，汗颜注下。夫社会有治乱，风俗有变迁，人类乃进化者，岂有千古不移之法，医者唯其察之，按仲祖太阳病口渴，而恶热不恶寒者，名病温，主以桂枝汤。因桂枝芳香化浊，白芍滋阴敛液，甘草和中败毒，姜枣调和营卫耳。而吴氏则谓恶风寒者，主桂枝；不恶风寒者，主以辛凉银翘散。盖仲景所议，不恶风寒者，非初病之状，乃既热后之表现，古文简质，未及详注，非吴氏有异于仲祖耳，后世岂可不察乎？

述太阴风温治法（一）

夫寒水之病，冬气也，非春夏辛温之气，难以化之。盖温自内发，风寒从外，故仍用桂枝辛温以解肌，使寒热之邪，从汗而解矣。但温热则系春夏之气，既不恶风寒，其不兼风寒可知。若非辛凉秋金之气，难以解之。倘用辛温之桂枝以治温，则无异以火济火也。宜依《内经》风淫于内，治以辛凉，佐以苦甘之法，但温毒、暑温、湿温、温疟不在其例。

桂枝汤方

桂枝四钱　白芍三钱　炙草一钱　大枣两枚　生姜三片

按：麻、桂系肺药，传足不传手，前人每不以为然，但人之经络相通，而天候之感气则异，故治法不同。凡临症，须知医有定理而无定法，法得其宜，用便定也。

辛凉银翘散方

连翘五钱　银花五钱　桔梗三钱　薄荷三钱　竹叶一钱　甘草一钱　芥穗二钱　牛蒡子三钱　淡豆豉三钱

上方煎服。烧热甚者，加芦根。但间有服辛凉法不效，亦不增烈者，盖病大药轻，苟失主脑，改弦易辙，拉延时日，竟成中下焦病矣。以肺居高位，药过重则过病所，轻又不及耳。服用前方后，如现：①胸膈闷，加藿香、谷芽以护膻中而调脾胃；②郁结不舒，加香附、郁金以解之；③口渴加花粉；④项肿咽痛，加马勃、玄参；⑤衄者，去豆豉、芥穗，加茅根、侧柏、焦栀；⑥咳嗽加前胡、杏仁以利肺气。如经二三日，邪渐入里，津枯口干，宜施生地、麦冬以养水。甚者，再加知、柏、芩、连，斯所谓苦辛并用，为治热淫于上之法也。

述太阴风温治法（二）

咳嗽者，热伤肺也。微热、微渴者，病不重也。若用药过猛，亦易伤害五脏，故特立轻剂桑菊饮一方。

轻剂辛凉桑菊饮，咳嗽风温得之良，苇薄翘桔杏甘煎，功清气分有专长。

杏仁三钱　连翘三钱　薄荷二钱　桑叶三钱　菊花二钱　桔梗二钱　甘草一钱　苇根二钱

上方煎服。治风温病势轻者，及小儿初病为宜。若服之，二三日不解，反感气粗微喘，燥在气分者，乃病重药轻，加生石膏、知母。舌现绛，夜暮热甚者，系邪初入营，加玄参、犀角（已禁用，现用水牛角代。全书同）。温热实入血分者，去薄荷、苇根，加麦冬、生地、玉竹、丹皮以清血养水。肺热特甚者，加黄芩。渴者，加花粉。

按：肺为清虚之脏，苦则降，辛凉则平。古人立方，不外取其辛凉微苦之意，而避其辛温之遗误也。盖桑叶走肺络，而宣肺气；菊花芳香味甘，能益金水二脏，攻补兼施。风温咳嗽固系小病，苟误认为风寒，与以辛凉杏苏散，伤灼其肺液，忽于细节，竟致一跌不起，久嗽成痨者，千古不乏其人，故先贤谕后世以谨于微也。

述太阴风温治法（三）

脉势浮洪，口大渴，舌苔黄燥，面赤，恶热汗出者，宜白虎汤。盖白虎义在达热出表也。若脉浮弦而迟，沉微不速，及口不渴、汗不出者，均不可擅与也。

白虎汤方

白虎知甘粳石膏，阳明大热汗滔滔，加参养气生精液，逼汗亡阳此法超。

生石膏一两　　生甘草三钱　　淮知母五钱　　白粳米一合

上方煎服。如脉势浮大现芤，汗出且喘，甚则鼻孔扇动者，盖由阴过伤，孤阳无所附耳。功专养阴，惮恐鞭长莫及，急须本方加人参，名白虎人参汤，义在以白虎退邪阳，人参固正阳，使阳能生阴，化其源，救其绝也。若脉芤浮且散大者，危候矣，务速倍人参，勿迟疑致误也。

按：白虎彪悍，病重非此不举。用得其宜，效迅如探囊取物；用失其宜，祸必旋踵。懦不敢用，易致养痈为患。是故临症者，须以胆大心细，智圆行方，为治病之法也。

述太阴风温治法（四）

温病得见气血燔灼者，不可偏治一边，宜张景岳气血两救之玉女煎也。但改熟地为生地者，取其轻而不重，凉而不温也；去牛膝者，忌其趋下，不合太阴症也；加玄参者，意在壮水以制火，防其咽痛失血也。

玉女煎汤　　交气血，玉女煎，救燔灼，两不偏。

生石膏一两　　知母四钱　　玄参四钱　　生地六钱　　寸冬六钱

上方煎服。

述太阴风温治法（五）

温邪逼迫血液上走，竟令血不归络，循清窍而出者，名血从上溢，宜用银翘散以败温毒，合犀角地黄汤以重清血分伏热，是乃金水两救之法也。有中焦病者，应合中焦法治之。若吐粉红血水者，盖非血非液，实血与液交迫而出，肺金化源之气绝耳。血从上溢，脉速七八至，面现黑紫者，火极而反似水也，缘由下焦精液亏损几尽，难以上济君火，而君火反与温热之邪合，火上加油，肺金其何以堪？设使重化其肺源以生水，而其势已不可遏也。二者十有九死，治宜重用清络育阴之法。

按吴氏温病死状百端，而大纲在上焦者有二：①肺金化源绝者死；②心神内闭，内闭外脱者死。在中焦者亦有二：①阳明太实，土克水者死；②脾郁发黄，黄极则诸窍为闭，秽浊塞窍者死。在下焦者不外热邪深入，燔烁精液涸尽而死也。

附录：述者经验，温入血分，且兼毒秽，大便坚实而不下者，亦有类似上项之处。曾以增液汤合桃仁承气汤救护之，但养水药倍加，至桂枝或去之，或改为桂木少许，须酌情势以施用。聊附之以作参考。

银翘散方见前

犀角地黄汤方

生地一两　白芍四钱　丹皮三钱　犀角钱半

上方煎服。如表已清，及曾过服表药者，宜去豆豉、芥穗、薄荷，纯施咸寒苦甘之法为宜。

述太阴温病治法（六）

口干大渴者，服雪梨浆以沃之。口吐黏滞白涎者，服五汁饮以沃之。皆甘寒救液之法也。

雪梨浆方

雪梨去皮，切片嚼服，此方适于病实人虚，及病情复杂，用药困难，以此方缓其急，而开立法之路耳。

五汁饮方　五汁饮，津液招，懊憹呕，栀子绕。

梨汁　荸荠汁　苇根汁　麦冬汁　藕汁

各酌等分，和匀凉服。不喜冷者，亦可温服。此方宜于过服苦寒，伤害脾胃而温仍未退尽，精枯口渴者也。

述太阴温病治法（七）

温病二三日后，舌苔微黄，寸口浮大，心烦懊憹欲呕，夜间不寐，无中焦证者，主以酸苦栀子豉汤。盖以邪在上焦膈中，故涌以栀子，开以香豉也。

栀子豉汤方

栀子八钱　豆豉四钱

上方煎服。得吐止服。

述太阴温病治法（八）

温病二三日，服栀豉汤，不仅心烦不退，呕懊亦不止，反觉胸中痞塞不快者，系痰涎壅盛为病也。无中焦证者，瓜蒂散主之。体虚者，加参芦。盖痰之为害甚大，既壅塞不通，若不依此法急吐之，虑其邪入胞宫而成厥也。

瓜蒂散汤方

瓜蒂二钱　赤小豆三钱　栀子四钱

上方煎服。以栀、蒂之苦寒，赤小豆之甘酸，斯所谓酸苦涌泄为阴，善吐热痰也。得吐止服，不吐重服。虚人加参芦一钱五分。

述太阴温病治法（九）

得见寸口脉大，口干舌绛，反不作渴者，乃热入营也，主以清营汤。盖温病口渴，应有现象，今反不渴者，温入营分，蒸发其营气上升耳。虽不渴，亦可断其为温病无疑，须用甘苦咸寒之法，主服清营汤以清营分之热也。

清营汤方　血上溢，犀角浇，清营汤，主舌焦，化斑温，斑疹疗。

犀角钱半　生地六钱　玄参三钱　寸冬四钱　丹皮三钱　黄连一钱　银花三钱　莲心钱半　连翘三钱　竹心一卷

上方煎服。舌焦者，去黄连，防止热邪深入也。

述太阴温病治法（十）

汗者心之液，温病表汗过多，必现神昏谵语，或表汗而汗不出者，易发斑疹，盖温从呼吸而入，不若太阳之伤寒症。苟误施发表以伤其太阳经，则温邪易蒸发而郁于肌血之间，聚毒不化，故易现斑疹。设其人表素弱，一发而竟大汗不止，直接伤其液，间接损其阳，心阴无所倚，独阳何所附。言为心之声，神明内乱无主，得现谵语而不自知也。发斑者，化斑汤主之。发疹者，加味银翘散主之。神昏谵语者，清宫汤、牛黄丸、紫雪丹、至宝丹，均可主之。

化斑汤方

生石膏一两　知母四钱　生草二钱　玄参三钱　犀角钱半　粳米一合

上方煎服。发斑自内而外，色赤遍体。石膏清肺，而治阳明独胜之热；甘草败毒和中；粳米调胃而保胃津。斑色正赤，乃木火有余，防其速变，用知母以清保肺金，合玄参启肾气上交于肺，使升降循环不致暴绝。犀角禀水木火相生之妙，以咸寒之性，救肾水以济君火，能败毒辟瘟，化斑外出，既清其气，再凉其血。此经谓热淫于内，治以咸寒佐以苦甘，气血运行而斑自散也。

发疹者，银翘散去豆豉，加生地、丹皮、玄参、大青叶熬服。

按：温病中发疹者为最多，不若寒疹也，切忌升提发表，宜用辛凉，不宜辛温也。且时人禀受，远不及古人为厚，下元不足，故其气薄，若按古法施以升、柴、羌、葛，伤及下元，水火更形不济，一剂而气紧欲绝，甚则胸肿鼻扇，口焦似燃，声音闭塞，竟因一误而危机不转，终成急惊风者，举目皆是也。盖医者，不知天时，不明地势，不察气候，动曰泥古，是乃下乘也。

清宫汤方　清宫汤，神昏销，牛黄丸，理心包，至紫丹，功力昭。

玄参三钱　莲心钱半　翘心三钱　犀角钱半　寸冬四钱　竹心一卷

上方煎服。热痰加竹沥、梨汁、瓜壳。热毒加人中黄。神昏加银花、荷叶、菖蒲。用苦甘咸寒以清膻中之热，盖膻中为心之皇宫。莲心能交通心肾；连翘形似心，能退心热；竹心中空，可通心窍；麦冬连心，以化心腹结气；犀角性灵，善通心气，合玄参以解毒补水，义在借心入心，以心为天之君，一身之主，图长其生生不已之生气也。

安宫牛黄丸方

牛黄五钱　郁金五钱　犀角四钱　黄连五钱　朱砂五钱　冰片一钱二　麝香一钱二　珍珠二钱五　栀子五钱　明雄五钱　黄芩五钱

上方为末，蜜丸，金箔为衣。虚人人参汤吞，实者银花薄荷汤吞，每服至多一钱，小儿减半，大人病重者，日可二服，兼治飞尸卒厥，五痫中恶诸症。盖牛黄、珍珠能通神明，合犀角以补水救火，而解百毒；麝香、明雄、冰片、郁金四香合用者，义在透出厥阴闭锢之温毒邪热，以恢复神明也；黄连降心火；栀子泻三焦郁火；黄芩泻上中两焦湿热，使邪热乘香药窜通，而达于毛窍之外也；朱砂补心泻热，合金箔以镇惊坠痰，再合珍珠、犀角为督战之主帅也。

紫雪丹

滑石八两　石膏八两　寒水石八两　磁石一斤，水煎去渣入　羚羊角二两五钱　木香二两五钱　犀角二两五钱　沉香五钱　丁香五钱　升麻八两　玄参八两　炙草八两

再煎去渣，入朴硝一斤　硝石一斤　捣净入汁中，微火不灼手，柳木搅至凝，再入辰砂一两五钱　麝香六钱　研合煎如膏凝，退火气，每服一分。

按：本方诸药皆降，竟用升麻以升之者，盖义在欲降先升也。凡石重坠，能通下窍而利水火。香能走窜，化秽浊而开上窍。上下开阖，使神明不为浊邪所困。磁石、玄参补肝肾之阴，以济君火。犀角、羚羊角泻心胆两经之热。合甘草以败毒而缓肝之急。二硝软坚而散结。辰砂色赤入心，通心火，而补心血，使天君坐镇不乱，自然清升浊降。

至宝丹

犀角五钱　朱砂五钱　琥珀五钱　玳瑁五钱　牛黄二钱半　麝香二钱半

上方用安息煎汤炖化，和各药为五十丸。

按：病入此境，大半由于正不敌邪。本方配合，纯系灵异之品，皆能通心补心，除秽泻热，平乱扶正，使神明得以坐镇，自然转危为安矣。

述太阴温病治法（十一）

夫温病得现厥症者，乃阴阳极造其偏，厥而尽也，但有伤寒温热之别。寒厥者，足厥阴病也；热厥者，手厥阴病也。若舌卷囊缩，虽同系厥阴见证，而舌属手，囊属足。舌为心苗，以开窍，包络代心以行事。至肾囊前后，则肝经所过，万不可以阴阳二厥，混而为一也。如以辛温大热，治手足厥冷之阴症，固可起死回生；如误施手足厥冷之阳症，则易立刻毙命。故邪入心包，舌謇肢厥者，亦须牛黄丸、紫雪丹主之二方列前。

按：热厥邪在络中，阳明证少者，合夫本条所云，即依本条治之，若邪搏阳明而太实，至上冲心包，不仅肢厥，且通体皆厥，神迷不清者，乃中焦病，详中焦篇。又如病久阳邪伤阴过甚而厥者，乃下焦病，详下焦篇。

论温毒与瘟疫

夫地气得少阳之气而上升，故温毒以春夏患者为最多，而秋冬亦间有病者，由于一时地气不藏，少阴素弱之人，难以上济少阳，致少阳升腾莫制，而感斯症者，是乃例外，而非原则也。陈修园论温毒，谓为四时不正之气，及方土异气流散空中，人感其污秽而为病，传之一乡一邑，人人相同，此所谓天气流行之温毒也，故一作即厉，扯痧必现紫黑者，以秽浊由呼吸而入，乱及血液也。盖温毒又与其他温病不同，温病单指阳邪伤阴，温毒则风寒温燥夹杂并作。本论简质，未详注之，故略云多兼秽浊而为病也。如天时疫流行，是为经络受邪。初起寒重者，主五积散；热重者，主羌活汤；气虚不出汗者，主人参败毒散；若大头瘟等症，主以防风通圣散；如感受病气，由呼吸而入者，主神术散、香苏散、藿香正气散，以芳香解秒；如毒滞血分，王清任主血府逐瘀汤者，义在活其不洁之血耳；如邪入阳明，主白虎汤以清散漫之热；如黄疸大渴，主甘露饮以救津液；如内实谵语，主承气汤；如虚人病疫毒者，重在复脉；如天行瘟疫互相传染之证，主败毒散之类。上述各节，皆古人治疫毒之历来积验也，但非绝对者，总在临症时，相其寒热虚实而慎施之，自不难头头是道矣。

述温毒治法（一）

温毒颊肿、面赤、咽痛、喉痹，甚则耳鸣、耳聋，俗号大头瘟、虾蟆瘟者，宜普济消毒饮去升、柴主之。

普济消毒饮　消毒饮，治温疫，法莫抛，通圣高。

连翘五钱　薄荷钱半　马勃三钱　牛蒡子三钱　芥穗钱半　僵蚕二钱　玄参五钱　银花五钱　桔梗二钱　甘草二钱　苇根三钱　板蓝根三钱　黄芩三钱　黄连一钱

上方煎服。

按：温毒咽痛者，谓之喉痹。盖少阴少阳之脉，皆循喉咙，少阴主君火，少阳主相火，二火相济为灾也。耳之前后，及颊前肿者，皆少阳经脉所过之地，面赤者火象，两少阳脉入耳中，火有余，故耳鸣、耳聋。由于清窍闭也，主东垣普济消毒饮，妙加马勃、僵蚕、银花以去浊化清；玄参、牛蒡子、板蓝根败毒而利肺气下行且补肾水以上济邪火；去升、柴防其传经且可制其升腾飞越也；芩、连二味，如病初起，未入中焦，不得先施里药，宜去之，如二三日后，用之却妙，总在临症者详加审慎耳。

述温毒治法（二）

温毒外肿疼痛，宜水仙膏外治之，并治一切痈疮。

水仙膏方　消毒饮，水仙膏，理温毒，内外邀。

取水仙花头，去赤皮及须根，捣膏敷肿痛处，干则易之，中留小孔，以通热气，久则肌肤上必现小黄疮，或水疱，急须去膏，过度则又为害也。

按：水仙味苦微辛，隆冬开花，无毒而滑，得金水之精，苦能降火败毒，寒能胜热，滑能利痰，辛能散结，妙在拔毒外出，不致深入脏腑而伤人，其功全赖汁液之胶黏耳。

述温毒治法（三）

温毒敷水仙膏得现小黄疮或水疱者，须速刮去洗洁，复主三黄二香散敷之，否则皮肤易于腐烂。三黄泻火而不伤皮，二香透络热而能定痛。

三黄二香散方

黄连一两　黄柏一两　大黄一两　乳香五钱　没药五钱

上方为末，初用茶汁调敷，继用香油调敷，干则易之。

述温毒治法（四）

温毒深入，内窍闭塞，神昏谵语者，先与牛黄丸、紫雪丹通其神明，继与清宫汤安其天君，则上下开阖，自有道也。三方并见前

论暑温

夫温者热之渐，热者温之极也，温盛为热，木生火也，热极湿动，火生土也，上热下湿，人居其中，暑病成矣。若纯不兼湿者，仍归入前项温病例内，不得混入暑也。盖伤暑必先发热，热极而后恶寒，肺性本寒，火盛必克金，故复恶寒也。然则伤暑之头痛、身痛、发热、恶寒者，乃极不同性之水火，各

造其偏之极，而反相同也。夫伤寒者，伤于水气之寒，故先恶寒而后发热，乃寒郁卫阳之气，而为热也。故仲景论伤寒，有已发热、未发热之谈者，是辨暑病与伤寒相似，而警后世以细心考察也。况暑病从上而下，不比伤寒从下而上，右手主上焦气分，左手主下焦血分，伤寒之左脉大于右，而伤暑之左脉，反小于右，其脉情病势苟错以毫厘，必谬以千里也。

述暑温治法（一）

暑温面赤口渴，大汗出者，外形类似伤寒，但暑脉洪大而速，右脉反大于左，伤于手太阴，宜白虎汤主之。脉芤甚者，宜白虎加人参汤主之。二方并见前

按：暑病脉洪而数，甚则芤，火烁津液过甚，故口渴面赤，心烦不安，对伤寒太阳症之脉浮而紧，面不赤，口不渴，两相对待者也。且暑病多汗，伤寒则汗难出，白虎为暑温之正例，适用秋金之气，故易退烦暑，其源出自《金匮》，系守先圣之成法也。

述暑温治法（二）

《金匮》谓太阳中暍，身重而疼痛，发热而恶寒，脉势弦细而芤迟，手足厥冷，洒然毛耸。若发其汗，则恶寒甚，改施温针，则发热甚，数下则淋甚，此之谓伤暑，治宜东垣清暑益气汤。

清暑益气汤

黄芪一钱　黄柏一钱　寸冬二钱　青皮一钱　贡术钱半　升麻三钱　当归七钱　炙草一钱　神曲一钱　人参一钱　泽泻一钱　北味八分　广皮一钱　苍术钱半　葛根三分　大枣两枚　生姜一片

上方熬服，乃辛甘化阳，酸甘化阴之复法也，虚者得宜，

实者禁用。汗不出而但热者，亦禁用。

按：张石顽注，谓太阳中暍，身重而疼痛，发热而恶寒，此因暑病伤于风露之邪，乃手太阳表证。小肠属火，通气心包，二经能制金烁肺，肺受火之刑克，故发热恶寒，脉现弦细芤迟，小便已，洒然毛耸，似足太阳证者，乃热伤肺胃之气，阳明本证也。故发汗反恶寒甚者，气虚重夺其津也。温针又发热甚者，以重伤经中之液，转助时火而肆虐于外也。数下之而淋且甚者，以劫其在里之阴，火热乘机内陷也，盖膀胱主水，火热制金，寒水为金之母复仇，五行之极，反兼胜己之化也。

述暑温治法（三）

手太阴暑温，脉见左小右大，面赤口渴，表实而汗不出，如上条形似伤寒者，新加香薷饮主之。

新加香薷饮主方

香薷三钱　银花三钱　厚朴二钱　连翘二钱　扁豆花三钱，皮亦可

上方煎汤，得汗止服，乃辛温复辛凉法也。

按：香薷通肺之经，而达其络，发其在表之暑邪；扁豆花开自夏日，能解暑而保肺津；厚朴皮能走中焦，肺主皮毛，以皮从皮，不为治上犯中，味苦微温，能泻湿满、实满；暑病初起，防其传经，故以连翘、银花之辛凉，传达肺经之表，意在走外不走内也。夫温病最忌辛温，暑证则不忌者，因暑必兼湿，湿为阴邪，无辛温则不易解，当于湿温论中详注之。

述暑温治法（四）

手太阴暑温，服香薷饮，既得汗，而病仍不告愈者，不可重服，致伤表气，须慎考余证，传入何经，按法治之。

按：伤寒最喜发汗，故非汗不解，伤风则喜解肌，最忌发汗，此麻桂之异治，且异其法也。温病之喜解肌，而忌发汗，与伤风同，但只可辛凉，不可辛温，妙在导邪外出，俾营卫调和，取自然之汗，不可强其汗而出也。若暑湿两温，则又不然，用香薷透暑邪自汗而解，但一汗而竟大出不止者，仍归白虎法，万不能依伤风伤寒之漏汗，而必施以姜、附护阳实表，亦不能重伤其表，致令虚而厥脱。观先贤对暑门特立有生脉散一法，其义可知也。

述暑温治法（五）

手太阴暑温，既汗或未汗，或汗出不止，或烦渴气喘，六脉洪大而有力者，主白虎汤。若洪大而芤者，主白虎人参汤二方见前。苟身重饱满者，中宫湿不化也，主白虎加苍术汤（即白虎汤加苍术三钱）。若六脉散大，喘咳欲脱，汗且多者，乃阴血过伤，急须复脉，主生脉散，盖以汗多发泄其阳气太甚，内虚难以留恋，用酸甘之法，化阴生脉，使阴守阳留，汗自止也。

生脉散方

人参三钱　寸冬（连心）二钱　五味子一钱

上方煎服，乃酸苦化阴，守阴留阳之法也。

述暑温治法（六）

手太阴暑温，得汗后，暑证悉减，而头眩目眩，余邪不解，竟难告愈者，主清络饮。若邪不解，病入中下焦者，按中下法治之。

清络饮方

鲜荷叶二钱　鲜银花二钱　西瓜衣二钱　丝瓜皮二钱　鲜竹心二钱　鲜扁豆花一钱

上方煎服，乃辛凉芳香法，既曰除邪，其不宜重剂可知，只以芳香轻剂，清其络中余邪足矣。凡暑伤肺经气分，轻证均宜此方。苟病势沉重，或邪已深入中下焦者，又不可以轻剂疗重症而延误之也。

述暑温治法（七）

手太阴暑温，嗽声清高而无痰者，其不嗽可知，盖得清高咳音者，属于金声，可测其偏于火，而不兼湿，久咳易哑，宜清络饮加甘草、桔梗、杏仁、寸冬、知母主之。

清络饮全方加甘草一钱　桔梗二钱　杏仁二钱　寸冬三钱
知母三钱

上方煎服，清络饮清肺络之热，加甘、桔以开提之；杏仁利肺而不伤气；寸冬、知母保肺阴，以制火。水升火降，咳自止也。

述暑温治法（八）

两太阴暑温，咳嗽声音重浊，渴不多饮者，痰湿为病也。盖咳嗽声音重浊者，土音也，渴而不喜多饮，其兼足太阴湿土可知，既伤暑，被暑热之蒸发变痰，故复移病手太阴也，宜小半夏加茯苓，再加厚朴、杏仁汤方主之。

小半夏加茯苓再加厚朴杏仁汤方

半夏姜炒，八钱　云苓六钱　厚朴三钱　杏仁去皮，二钱　生姜三片

上方河水熬服。半夏、茯苓蠲饮和中；厚朴、杏仁利肺泻湿，预夺其喘满之路；河水取其就下也。

按：此条不入湿温者二。①因由伤暑而病者；②列此可为上文对待的互证，故仍归暑门也。

述暑温治法（九）

暑温脉虚，舌赤烦渴，夜寐不安，谵语不息，或目开不闭，或闭而不开者，入手厥阴心包也，宜清营汤主之。<small>方见前</small>

若病情不类上述，及暑热未入营分，舌苔白滑者，则不可擅与也。

按：暑温心神内虚，阳不入于阴，故寐不安也。暑灼神明内乱，故谵语不休也。目为火户，火性急，阳不交于阴，须开以泄其火，故目喜开而恶闭也；阴被亢阳所逼，阴损畏见阳光，故目喜闭而恶开也。宜急施清营汤，清其营中之热，而保离中之虚也。若舌苔白滑，不唯热重，湿亦重矣，湿温应证，切忌滋润之品，当于湿温门中求之，非清营法也。

述暑温治法（十）

手厥阴暑温，身热不恶寒，已无手太阴证也。谵语不休，不如上条清醒，神迷不知所云，谨防内闭，急应以芳香开窍，苦寒清热，安宫牛黄丸、紫雪丹均可主之。<small>二方并见前</small>

述暑温治法（十一）

暑温苔白，而不渴，兼吐血者，名暑瘵，为难治，盖热伤于表，湿伤于里，兼之吐血，表里气血俱病，乃暑瘵之重证也。治病则正气先伤，正不敌邪，邪气愈鼓，补虚则邪气未尽，犹恐闭门捉贼，故以清络饮加杏仁<small>二钱</small> 苡仁<small>四钱</small> 滑石<small>三钱</small>主之。

上方煎服。清络饮清络中之伏热，且不犯手少阴心；加杏仁以利肺气，使气为血帅，再加滑石以利在里之湿，希邪退气宁，以止血也。

述暑温治法（十二）

小儿病暑，猝然痉厥，名曰暑痫。盖小儿肌肉柔嫩，筋骨胶质重，石灰质轻，阴血不比大人为旺，一旦伤暑，转瞬过卫入营，火逼血液太甚，热极生风，号称急惊。误与消导发表，死必旋踵，主以清营汤，或少与紫雪丹吞之。二方并见前

按：清营汤，清其营热，而保津液，使液充阳和，自然汗出而解，切不可发其汗也。若内闭者，少与紫雪丹开其窍，清其络，以恢复其神明也。

述暑温治法（十三）

大人暑痫，治同上法。凡热入营分，肝风内动，手足瘈疭，可于清营汤中加钩藤、丹皮、羚羊角等分服之。

论伏暑

经云：先夏至日者为病温，后夏至日者为病暑。是暑与温同源异流，不得言温遗暑，言暑遗湿也。暑兼湿偏于暑之热者，名暑温，多手太阴证，治宜清凉；偏于暑之湿者，名湿温，多足太阴证，治宜温泻；暑湿相夹者，合而解之。历代以来，诸多蒙混不清，唯叶氏手巧心灵，吴氏卓见过人，案中治法，丝丝入扣，令后世有望洋不及之慨。盖长夏受暑，过夏而发者，为伏暑。霜未降而发者轻，霜既降而发者重，冬日发者尤重，岂偶然耶？张洁古谓：静而得之为中暑，动而得之为中热，中暑阴证，中热阳证，试问中暑竟无动而得者乎？中热竟无静而得者乎？中暑阴证，暑岂阴物乎？暑中藏火，火岂阴邪乎？所谓阴者因暑中藏湿，湿乃阴物，非纯阴耳。中热阳证，斯语固然，但热中亦多秽浊，秽浊阴类，是中热亦非纯阳也。

至谓动者，指工农劳役之人，触冒空间暑热而病者也。而静者，指富贵安逸之人，久处阴凉大厦而中湿也。然劳动者，亦有时中湿；静者，亦有时中热，岂可拘以之为定论乎？夫炎夏受暑必现头晕不清，轻者清凉即愈，气虚者则不即为病。盖不易传送暑邪外出，必待秋凉金气相搏而出也。盖金气本所以退烦暑，金欲退之，而暑无所藏，故伏暑之病发也。至若气虚特甚者，虽金气亦难以系之使出，必待深秋大凉，初冬微寒，相逼而出，故尤为重也，子午丑未之年为独多，子午君火司天，暑本于火，丑未湿土司天，暑得湿而留也。

述伏暑治法（一）

太阴伏暑，苔白、口渴、无汗者，此表实，邪在气分之证也，宜银翘散去牛蒡子、玄参[1]，加杏仁、滑石主之。

述伏暑治法（二）

太阴伏暑，苔赤、口渴、无汗者，此表实，邪在血分之证也，宜银翘散加生地、丹皮、寸冬、赤芍主之。

述伏暑治法（三）

太阴伏暑，苔白、口渴、有汗或大汗不止者，此表虚，邪在气分之证也，银翘散去牛蒡、玄参、芥穗，加杏仁、石膏、黄芩主之。脉洪大，大汗，渴甚者，仍用白虎法，若脉虚大且芤者，仍用人参白虎法。

---

[1] 玄参：吴鞠通银翘散无玄参。

述伏暑治法（四）

太阴伏暑，苔赤、口渴、汗多者，此邪在血分，表极虚之证也，加减银翘散合生脉散主之，即于是方内去牛蒡、玄参，加杏仁、滑石；胸闷加郁金；呕吐多痰加半夏、茯苓；小便短加苡仁、木通。

按：伏暑、暑温、湿温三症本属一源，须前后参看，不可偏用热药。

论湿温及寒湿

头痛、恶寒、身重疼痛，脉现弦细而濡，面色淡黄，苔白，不渴，胸闷，不饥，清阳为湿所闭，午后身热或日晡潮热状，似阴虚者，盖湿为阴物，阴邪散漫于阴分，故同阴虚午后发烧一般，既非伤寒，再非伤暑，实乃湿温为病矣。夫湿温与伏暑、暑湿症本一源，但湿温为病，自长夏而来，其来有渐，且其性黏滞，不若寒邪之一汗即解，温热之一凉即退，故难速已。世医不知其为湿温，一见头痛恶寒，身重疼痛，认为伤寒而汗之。汗伤心阳，湿随温发，蒸腾上升，蒙闭心窍，故易神昏；清窍不开，故现耳聋。误认中满为停滞而下之，误下伤阴且重抑脾阳之升，脾气为之下陷，湿邪乘势内溃，遂泄泻；若错以午后身热为阴虚，而用柔药以润之，湿性胶滞，再加滋润，二阴相合，同气相求，演成锢结不解之势。

按：湿温较诸温病，缓而重实，病情不甚明显，如上焦病少，中焦病多者，当于中焦篇求之也。

述湿温治法（一）

身重疼痛，头痛恶寒，苔白不渴，面色淡黄，胸闷不饥，午后身热，状若阴虚，病难速已，脉弦细而濡者，名曰湿温。汗之则神昏耳聋，甚则目瞑不欲言，下之则泄泻不止，润之则滞聚而病深，长夏深秋冬日同法，三仁汤主之。

三仁汤方

杏仁三钱　滑石四钱　通草二钱　蔻仁三钱　竹叶二钱　厚朴三钱　苡仁六钱　半夏四钱

上方熬服。

按：肺主一身之气，湿气本无形质，误施润药，则弥漫更甚，易感愈治愈坏，宜用三仁汤开上焦肺气而消锢结，气化湿自化也。

述湿温治法（二）

仲景谓湿家忌发汗，发汗则病痓，湿热相搏，循经入络，故凡湿温身热、身重，误以为伤寒而汗之，竟成是症者，乃湿温邪入心包，神昏肢逆，须与清宫汤，清其包中之热，去莲心、麦冬，加银花、赤小豆以清湿中之热，其能走入手厥阴也，酌与至宝丹或紫雪丹亦可，以能去秽浊而复其神明耳。

清宫汤去莲心麦冬加银花赤小豆方

犀角一钱　翘心三钱　玄参三钱　竹心二钱　赤小豆二钱　银花二钱

上方熬服。

述湿温治法（三）

肺主气，为湿所阻，则肺气不易化，金既受病，则难平木，木反生火，而与心合德，火来刑金。喉为肺系，其闭在气分者即阻，闭在血分者即痛也。故咽喉痛，以银翘马勃散主之。

银翘马勃散方

连翘三钱　牛蒡六钱　银花五钱　射干三钱　马勃二钱

上方熬服。辛凉微苦之法，轻以开之。如痛轻而阻甚者，加滑石六钱，桔梗五钱，苇根四钱。

述湿温治法（四）

太阴湿温，气分痹郁而哕者，名曰呃逆，宣痹汤主之。

宣痹汤

枇杷叶二钱　郁金二钱　通草一钱　豆豉二钱　射干一钱

上方熬服。苦辛通利之法，上焦清阳脆郁，亦能致哕，故以清宣肺痹为主治之法也。

述湿温治法（五）

太阴湿温，喘促者，《金匮》谓喘在上焦，故其息促。太阴湿被蒸发而变痰壅塞不通，故喘息不宁，以苇茎汤清宣肺气，再加杏仁、滑石以利窍而逐热饮也。

千金苇茎汤加滑石杏仁汤

苇茎五钱　苡仁五钱　桃仁二钱　冬瓜仁二钱　滑石三钱
杏仁三钱

上方煎服。辛淡之法，若寒饮喘嗽者，治属饮家，则不在此例也。

述湿温治法（六）

《金匮》谓太阳中暍，脉现微弱，身热疼痛，原由炎夏伤吸冷水，水行皮中而为病也，盖水滞生湿而为阳郁所致。此病热少湿多，瓜蒂一物汤主之。瓜蒂涌吐其邪，暑湿双解，使清阳得以复辟，病自愈矣。

一物瓜蒂汤方

用瓜蒂二十个熬服一杯，不吐再服，虚人加参芦三钱。

述寒湿治法（七）

寒湿伤阳，脉缓，舌淡，舌苔白滑而不渴，经络拘束不舒者，盖寒湿伤人表阳，证中经络夹寒湿者，所以互证湿温也，《金匮》论之颇详，毋须赘述，但医者务明寒湿、湿温之不可混也，宜以桂枝姜附汤主之，得桂枝通行表阳，病自愈也。

桂枝姜附汤

桂枝三钱　炮姜五钱　贡术三钱　附片三钱

上方煎服，苦平热化法也。

论温疟

述温疟治法（一）

温邪先伏，因感而发，骨节疼痛，烦躁思呕，发热不恶寒，其脉如平，易消烁肌肉，与伏暑类似者，名曰温疟，恐医者之误，故另主方案，宜施白虎桂枝汤。

白虎桂枝汤方

生石膏一两　知母六钱　桂枝三钱　炙草二钱　粳米一合

上方煎服。

按：白虎清肺保金，峻泻阳明独胜之热，使不消烁肌肉，而以桂枝导邪外出。经云：奇治之不愈，则偶治之，偶治之不愈，则求属以衰之，以热而热用之，和以石膏辛凉，再加辛温，是之谓复法，得汗则止，不汗重服，中病即已。

述温疟治法（二）

温疟发热不恶寒，或微寒，多热，舌燥口渴者，此乃阴气先伤，阳气独发，名曰瘅疟，五汁饮主之。方见前。

按：仲景于瘅疟条下，不出汤方以调，但谓以饮食消息之，如是重病而不用药，仅提"饮食"二字者，重胃气耳。阳明为阳土，于气运为燥金，病系阴伤阳独，既服白虎桂枝重剂，法当救阴无疑，故须养胃津，巩固胃气，制阳土燥金之偏胜，配孤阳之独亢，盖有深意存焉，可施加减五汁饮，乃甘寒以救胃阴之方也。若清表热则加竹叶、连翘；欲泻阳明独胜之热，而保肺金之化源，则加知母；欲救阴血，则加生地、玄参；欲宣肺气，则加杏仁；欲行三焦开邪出路，则加滑石。

述温疟治法（三）

苔白渴饮，咳嗽频仍，寒从背起者，伏暑所致，名曰肺疟。疟之浅者，虽云易解，缓缓自深，最忌照疟疾施治及例用小柴胡汤。盖肺去少阳半表半里之界尚远，不宜引邪深入，故以杏仁汤主之，取其清宣肺气，使邪散而病自愈矣。

杏仁汤方

杏仁三钱　黄芩钱半　连翘钱半　滑石三钱　桑叶钱半　茯苓三钱　梨皮三钱　白蔻皮八分

上方煎服。乃辛苦微寒法也。

述温疟治法（四）

热极昏狂，谵语烦渴，苔赤中黄，脉弱反数者，名曰心疟。疟邪在肺，逆传心之包络，其受之浅者，主以加减银翘散，清其肺金，与膻中之热，领邪以出卫外，其受之重者，邪闭包络之窍，易闭脱致死，盖心不受疟，受疟必现危险，急施牛黄丸以安君主，而清宫城之邪，为先务也。

加减银翘散方

连翘三钱 银花三钱 玄参二钱 寸冬三钱 犀角三钱 竹叶二钱 荷叶钱半

上方煎服。辛凉芳香法也。

安宫牛黄丸方见前

论秋燥

古人云：六气之中，唯燥不为病，似不尽然。盖因《内经》失去"长夏伤于湿，秋伤于燥"，所以燥证湮没，至今不明，故有此议耳。先哲虽有言之，皆是内伤津血干枯之证，非谓外感清凉时气之燥。然燥病起于秋分以后、小雪以前，阳明燥金凉气司令，故考吴氏阳明司天之年，岂无燥金之病一言，以凭经谓阳明之胜清发于中，胁胁疼痛而溏泄，内为嗌塞，外发癫疝。大凉肃杀，华阴改容，毛虫乃殃。胸中不便，嗌塞而咳，可知燥令必有凉气伤人，肝木受邪而为燥，其感燥气而为病，不言可知也。大抵春秋二令较夏冬之偏热偏寒为和平，其由冬夏之伏气为病者多，其由主气自病者少。伏气者乃过时而病，故其病重；本气乃即时而病，故其病轻。足证伏气为病，乃诸气膹郁伤于内者也；本气为病，初在肺卫伤于外者也。

述秋燥治法（一）

秋感燥气，伤于太阴气分者，初起必在肺卫，以桑杏汤主之，意在清其气分之燥也。

桑杏汤方

桑叶三钱 杏仁三钱 南沙参三钱 浙贝母三钱 香豉二钱 栀子二钱 梨皮二钱

上方熬服。乃辛凉法也。

述秋燥治法（二）

感燥气而咳嗽者，用轻剂桑菊饮，以救肺卫也。方见前

述秋燥治法（三）

燥伤肺卫阴分，或热，或咳者，沙参麦冬汤主之，甘寒以救津液。

沙参麦冬汤方

沙参三钱　玉竹三钱　生草一钱　麦冬三钱　花粉二钱　冬桑叶二钱半　扁豆钱半

上方熬服。久热久咳者，可加地骨皮三钱。

述秋燥治法（四）

燥气化火，清窍不利者，主以翘荷汤。

翘荷汤方

苏薄荷钱半　连翘壳三钱　生甘草一钱　炒栀子三钱　苦桔梗二钱　绿豆皮二钱

上方煎服。上焦气分燥热，清窍不利，如目赤、耳鸣、咽痛者，翘荷汤日服二剂而不效者，宜加羚羊角、苦丁茶、菊花、夏枯花、牛蒡子、黄芩，酌用之。

述秋燥治法（五）

诸气郁结，诸痿喘呕之因于秋燥者，喻氏清燥救肺汤主之。

按：古今治结郁之方，均以辛香行气为重，绝无一方治肺之燥者。诸痿喘呕之在上焦者，亦属肺之燥也。而古今法中，皆以痿呕属阳明，以喘属肺，是则呕与痿属于中下，而唯喘属

于上矣。所以千百方中亦无治肺燥之法也。凡喘之属于肺者，非表则下，非行气即泻气。设有一二用润剂者，每不得其肯綮，偏重一旁，盖秋伤于燥，系指长夏之湿，后人不敢变更其说，即或明知此理，而用药复杂，茫无定法，今撰喻氏清燥救肺一方，乃辛凉甘润之法也。

清燥救肺汤方

石膏三钱　甘草一钱　南沙参一钱　杏仁二钱　东胶二钱　霜桑叶三钱　胡麻仁三钱　寸冬三钱　枇杷叶三钱

上方熬服。凡人以胃气为主，胃土为肺金之母，天冬虽保肺，而气滞阻痰，故改用麦冬，既至于燥则所存阴气不过一线耳。倘再以苦降伤其胃，岂有不影响生理之理？气痰多者加贝母、瓜蒌；血枯加生地；热甚加犀角、羚羊角。

述秋燥治法（六）

燥伤肺胃，头微痛，恶寒，咳嗽，痰稀，鼻塞，嗌塞，脉弦，无汗者。阳明脉行头角，故伤燥，亦感头痛，只不若伤寒之痛为甚也。肺恶寒，古人谓燥为小寒，肺为燥气所搏，不能通调水道，故寒饮停而咳嗽也。鼻塞者，鼻为肺窍；嗌塞者，嗌为肺系也；脉弦者，寒兼饮也；无汗者，凉搏皮毛也。宜杏苏散主之。

杏苏散方

苏叶钱半　半夏三钱　茯苓三钱　甘草一钱　前胡二钱　苦桔梗钱半　枳壳钱半　杏仁三钱　陈皮钱半　大枣二枚　生姜五片

按：此方乃时人统治四季伤风咳嗽通用之法，本篇于风温门中已驳之矣。但伤燥凉之咳，治以苦温，佐以甘辛，则正为相合；若受寒饮之咳，则有青龙；若伤风，燥气化火，无痰之证，则仍从桑菊饮。此条当与下焦篇之痰饮数条参看。

上方熬服。得现汗而咳仍不止者，换苏叶为梗；腹满泄泻者，加厚朴、苍术；头额及眉棱骨痛者，加白芷；热甚者，加黄芩。

论温病中焦

人之所赖以生存者，元气元神，父精母血，禀夫先天。内依于目，外藏于行；附于言词动静，露于喜怒颜色。有名无质，蕴藏而不显著，其关系实重于形质，而审查之难，亦较甚于形质也。得后天之脂肪、蛋白、淀粉、叶绿，各质之培养以至生人之流传，而有今日。夫食物入口，必首达胃所，是胃者，乃食物储蓄之机关也，但分泌精华，以营养性命者，则又为脾脏所司之职务也。盖脾者，于科学上言，似同发动之机器；于人身体上言，则为运化之中枢。机器灵，则物质之运行速；脾气灵，则谷精之消化亦自速也。夫孩稚之童，由少壮而至于老死，一生所食，无不专仰其脾气，以吹动胆汁，而营胃中食物之消化，以培养其本身神气，输送糟粕于身外。故古人谓阳明如市，胃为十二经之海，脾属土，土生万物，生人之本，亦万物之所归也。况大小便之排泄，与呼吸循环，责专新陈代谢。胃热脾燥，则大小便必感闭涩。胸膈乃上焦心肺之地，而邪不易犯，唯火性上炎，易及于心，以火济火，移热于肺，肺乃脾之华盖，金被火灼，其燥愈烈，胸膈郁遏，金气失其化源，而气必现长吁粗浊也。四时百病，胃气为本，至于不食，似难为也。温热邪传中焦，胃中热毒上犯，故易现呕吐，不思饮食。倘胃气一清，不必强之食，则自无不食之理矣，足见脾胃之重大，有关系生人之寿夭健弱也，今上焦温病，既传中焦，使上下失其开阖，难以排秽生新，苟无法以救济。轻则影响顷刻安宁，大则妨害终身健康，重则贻误生命，虽俗子庸妇，亦尽知其利害，医生职责所在，岂可忽乎？民初竟有西人，谓脾之于人体，无关得失，虽割而去之，亦无大为害，不知何所见而云然，先贤有鉴及此，故特立温病中焦一篇，用推陈致新之法，以救病人于虎口余生，盖有渊博之见地也。

述阳明温病治法（一）

温病传入中焦，阳明候也，头为诸阳之会，易现面红目赤。肺为脾之华盖，温邪固结，阻其清升浊降之能，故感呼吸粗、大便闭、小便涩。浊为土音，语言因之重浊也，阳旺伤阴，苔色老黄，甚则黑起芒刺，畏热不恶寒，至晚阴气不足以承之，日晡潮甚，服白虎汤，洪燥脉退，反现沉细，流利，而有力者，以大承气汤主之。但限于风温、温热、温疫、温毒、冬温，而暑温、湿温、温疟，则不在其例也。

大承气汤方

大黄六钱　芒硝三钱　厚朴二钱　枳实钱半

上方河水熬服。硝、黄久煎则无力，故先煮枳、朴，后纳硝、黄，一二沸即倾，服之得利，病退则止，此苦辛通降，咸以入阴软坚，而承胃气也。盖胃为阳腑，本自然下降者也，今温邪盘踞中焦，阻其下降而不能。凡天地之气不和，易生风，人生之气不通，易致病。故以承气法通胃结，救胃阴，以复胃腑本来下降之气，气通则顺，顺则和，和则愈矣，故汤名承气。学者能贯彻此义，则施用之，自无不百发百中也。但利害相随，若病脉象不似原案者，则又非轻尝之品也，盖大黄涤荡结热，芒硝入阴软坚，枳实开通幽门，厚朴泻中宫实满，力在无坚不破，无微不入，故曰大承气汤。用者需当慎之，原方去芒硝，为小承气汤去枳、朴，加甘草以和中，为调胃承气汤。

按：呼吸粗者，谓鼻息来去俱粗也，若来粗去不粗，去粗来不粗，或未至粗者，则为喘之渐也，非阳明实证，不可妄投承气汤方。温邪最烈之际，面现油黄，如酱发赤，甚则黑，黑本水色，此时乃火极似水。大凡五行之极盛，必兼胜己之化，肺受胃上浊气，难以化津，至苔色不散，面现黄黑，热极故起硬刺。倘刺软者，尚非实证，未可与以承气，恶热甚，而不恶寒者，已无肺证，乃中焦两阳合病也。若脉燥而浮洪者，则表邪未清，不可用下，宜以白虎加减，清表解里为顺。苟细沉有力，则病已入里，非承气汤下夺之难愈，二者证同而脉异，逐邪者，随其所在而施之也。

述阳明温病治法（二）

温病已入中焦，而脉现浮促者，是兼有表邪未清也。治温要诀，原系表里清解，夫促者，短也，今脉促，谓数而时止，浮为表邪明证，专事攻里，里伤表易传入，从事解表，表汗伤津，内温愈炽，故以辛凉透表重剂，逐邪外出则愈，加减竹叶石膏汤主之。

竹叶石膏汤方

鲜竹叶五钱　生石膏八钱　干麦冬六钱，存心　生甘草三钱

上方煎服，乃辛凉甘寒，表里两解法也。

述阳明温病治法（三）

多汗津枯，苔干而老黄，谵语不息者，盖因燥粪结闭之故，宜主以大承气汤。若无汗，小便不利，大便未经结实而成硬，仍谵语不息者，可知此谵语，不因燥屎而然，系温邪传入心包证也，宜予牛黄丸以开内窍，且兼能利大小便。服之仍不下者，则内不通，无汗外亦不通，可知温邪之深结于阴分也，宜调胃

承气汤主之。若脉不浮，沉速有力，诸证俨似大承气及调胃之候而微者，亦非下不可。所异者，亢害未达十分，改用小承气汤，通利胃气自愈。三者大同小异，临症者勿得马虎以贻误也。

述阳明温病治法（四）

大小便闭涩，神志昏迷不清，面红目赤，而现四厥，或通体皆厥，脉现沉伏，或脉亦厥，胸满腹坚，大渴饮冷者，乃火极似水，热极而厥之证，异于寒厥也，大承气汤主之。

述阳明温病治法（五）

上云大便未坚实成硬者，不即予以承气，若温病泻水无粪者，则将何以判别其寒与热，而施以治法也。盖温热泻水，其气最臭，苔色黑黄而枯燥，口渴喜冷，六脉沉数有力，或泻时肚痛如绞者，缘由燥粪结聚，中宫不靖，致膀胱不化，注水大肠而泻水者，谓为热结旁流。甚则亢阳不降，脚冷如冰，急须调胃承气汤主之，趋芒硝入阴结热结，结化气通，升清降浊，水泻自止。与寒泻之气不臭，苔白而润滑，口不渴，渴必饮热，六脉沉滞无力而迟者，大有显明之别也。

述阳明温病治法（六）

阳明病心下痞者，以胃主纳，下通地道。若胃病失职，则不下输，大小肠不纳，而反出也。物出有声谓之吐，声物并出谓之呕，声出无物谓之哕。以其有哕哕之声耳。呕轻哕重，有寒热虚实轻重新久之别。如系热结成实之痞，宜三黄泻心汤、承气汤，寒攻之法；如系外寒内热之痞，宜附子泻心汤，温攻之法；如系虚热误下，水气之痞，宜生姜泻心汤，散饮之法；如系虚热误下，而呕之痞，宜半夏泻心汤，折逆之法；如系虚热益甚之痞，宜甘草泻心汤，缓急之法；如以诸泻心汤，而痞不解，口渴烦躁，小便不利者，宜五苓散，率水之法；如伤寒、湿热、杂病、汗吐下后，表里清而胃仍不和，食不进，痞而噫气不除者，乃胃上虚结气逆也，宜旋覆代赭汤，补虚宣气，涤饮镇逆之法。按吴氏论哕，但云下之，冀其里通，气和而愈，并未拟立定方者，盖因其情势复杂，意待临症者，自为采取耳。再按中焦实证之哕，乃胃气大实，逼迫肺气不得下降，两相攻击，故连声紧促而为哕也，若哕声或断或续，则知其来路已远，必下焦冲虚之哕也，详见下焦篇。

三黄泻心汤

大黄五钱　黄连一钱　黄芩三钱

本方加附片，即附子泻心汤。

生姜泻心汤

炙草一钱　南沙参三钱　干姜一钱　半夏三钱　黄芩三钱　黄连一钱　大枣二枚　生姜三钱

本方去生姜，加重半夏，为半夏泻心汤；去南沙参、生姜，重用甘草，为甘草泻心汤。

旋覆代赭汤

旋覆花二钱　赭石三钱　半夏三钱　南沙参三钱　炙草一钱　大枣二枚　生姜三钱

述阳明温病治法（七）

阳明病谵语下利者，柯氏谓肠虚胃实，故取大黄以濡胃，去芒硝以免润肠。吴氏则谓有脉实、滑疾、不实之辨。如阳明脉实或滑疾者，小承气汤主之；脉不实者，牛黄丸、紫雪丹主之。盖虑其为心包络之谵语，而误以承气法也，故其说较为周到，仍主芳香以开其窍也。

述阳明温病治法（八）

阳明病温，服大小承气汤，余邪不靖，或虚人病实者，宜依《内经》热淫于内，治以咸寒，佐以苦甘法，调胃承气汤主之。

述阳明温病治法（九）

温病三焦俱急，大热大渴，饮冷不息，脉不浮而燥甚，苔色老黄而枯焦者，盖由上焦未靖，遂传中焦，阳土燥烈，炎气逼迫痰涎上壅，致金气不能生水。且肾受其煎熬，阴液立见消亡，致水不济火，功专施以承气，虑其上焦余邪陷成结胸不化，故以小陷胸，合承气汤，涤荡三焦，希其一鼓功成，病急非此方不足以缓其急也。

小陷胸合承气汤方

大黄五钱　厚朴二钱　枳实一钱　半夏三钱　瓜蒌四钱　黄连一钱

上方河水煎服，乃苦辛寒下之法。服后胸部开畅，大便疏利止服。

述阳明温病治法（十）

阳明温病，上焦已靖，数日不大便，合夫承气证者，应与承气汤，但其人阴素亏，若下之则津液更涸，易作战汗，脱阴暴厥，宜以调胃承气合增液汤主之。若曾服承气汤，下利而大便复结者，此为肠胃津枯不润所致，则宜施以咸寒苦甘之增液汤，取玄参味苦而寒以为君，启肾水于上以救枯，麦冬散心腹结气，生地走络，且与玄参均色黑，同为北方之药，合麦冬而为增水行舟之计，则二便自通也，故汤名增液。但宜重用，否则难济于事也。

调胃承气汤

大黄三钱　芒硝四钱　甘草一钱　本方加玄参一两　麦冬八钱 生地八钱　为承气加增液汤方。

上方煎服，寓泻于补，既可攻实，再可防虚，治体虚病温 者为适宜，用之足代又可承气养荣一法也。

按：阳明温病，结热枯燥坚实者，大承气汤主之。热结旁 流枯燥者，调胃承气汤主之。结热轻而枯燥者，调胃承气加增 液汤主之。虚人病实症，不胜其利下，或曾服各承气汤，下利 后而枯燥不退者，增液汤主之。又按阳明温病，服承气汤有三 忌。①邪在心包、阳明两经，不兼开心包，专攻阳明，下利后 仍然神昏谵语者忌；②禀赋阴虚液涸，下后作战汗，或战而不 汗者忌；③下后过伤阴分，演成上热下寒、上嗽下泄之脾肾痿 证者忌。至张、喻二氏，以甘温辛热治阳明病者，是限于湿 温、寒湿而用之，但亦须兼以苦泄淡渗为合宜，若风温、温 热、温疫、温毒，则断不可施之也。

述阳明温病治法（十一）

温热伤阴，势所必然，且表里解后，不免于汗。汗者心之 液，阴血所化，十二经皆禀气于胃，复其胃阴，则十二经皆 复，复则气降而进食矣。宜益胃汤主之，义在防其伤阴，燥气 再作，酿成干嗽潮热之虚证也。

益胃汤方

南沙参三钱　寸冬五钱　生地八钱　玉竹三钱

上方熬服，甘凉养水法也，每服一次，冲冰糖一钱，取其 甘以缓燥急。

述阳明温病治法（十二）

温病邪气上行极而下，下行极而上，下后无汗者，乃邪气还于表也，脉必现浮，须随其转变而施治之，主以甘寒轻剂银翘汤，清表解里。若浮而洪者，乃热炽津枯见证，主以白虎汤；若脉洪且芤者，乃津枯阳无所附，易演成大汗阴阳并亡之证，急以白虎加人参汤主之。

银翘汤方

银花三钱　连翘三钱　生草一钱　寸冬四钱　生地五钱　竹叶一把

述阳明温病治法（十三）

下后无汗，脉不浮而速，是乃余邪未解，余燥未尽退耳，但毛窍实，故无汗。脉不浮，再无领邪外出之路，且方服下药，又无复下之理，宜主以清燥汤，增水以敌火，使余邪不致增长为灾也。

清燥汤方

麦冬四钱　知母三钱　玄参三钱　细生地五钱　人中黄二钱

述阳明温病治法（十四）

无表里证，发热七八日，虽脉浮数者，此为温热鼓荡所致，亦可下之。假令已下，脉数不解，消谷善饥，至六七日不大便者，有瘀血也，宜抵当汤。若久而不解，必下利脓血，盖以邪在膜原。脉数者，热淫于内也；浮者，热蒸于外也。发热七八日，而不从汗而解者，其内热已深，故曰可下。若下后数脉仍不解者，热传于阳，则消谷善饥，为卫气前通；热传于阴，必伤血成瘀，为营气前通，故宜以抵当汤。若下如豚肝，类似油汁，有光能摄人影。数脉仍然不解，或自下而便脓血者，则已成脾气孤绝矣。五液注下，为不治之症，非寻常协热下利也。

抵当汤方

水蛭四个　虻虫四个　桃仁二钱　生大黄三钱

上方熬服。水蛭之善饮血者，而利于水；虻虫之善吮血者，而猛于陆。并取水陆之善取血者以攻之，同气相求，更佐以桃仁之苦温，大黄之苦寒，推陈致新，以涤荡邪热，故名抵当也。血枯者，加丹参以行瘀而养心血，燥甚者，加增液汤以救津液而润燥。

述阳明温病治法（十五）

下之不愈，已伤其里，因复发汗，再伤其表，表里俱虚。其人易感冒，有因自然汗出，表和而解者，有因表和，而里不愈，必待下后汗出，邪还于表而解者。盖温病至此时期，不外邪气分传，情形复杂，而无定法。需临症者灵机应变，庶夫可免于遗误也。

述阳明温病治法（十六）

下后热不退，或退而不尽，口燥咽干，舌苔老黄，或枯黑，脉沉细有力者，主护胃承气汤微和之；脉沉细而弱者，增液汤主之。盖温病下后，邪气既退，自然气和血畅，精神爽快，脉势调达也。今下后不尽，延至数日，余邪复聚于胃，故吴又可谓屡下不尽者，仍须再通其里，迫尽而后止下。但硝、黄伤阴最厉，屡下屡伤，下尽则正气之损害已极，如病退转而治虚，尚属无疑，若人虚而病仍未消尽，则又将何法以善其后乎？故采吴鞠通攻补兼施之法，主以护胃承气汤，用大黄以祛邪复正，加入增液以清血养水，扶正祛邪，使下后不感邪气再作，病自愈也。

护胃承气汤方

生大黄二钱 玄参三钱 生地四钱 丹皮三钱 知母二钱 麦冬三钱，存心

上方熬服，得燥粪止服，不便再服。

述阳明温病治法（十七）

阳明病温，下后不愈，而下症复现者，须慎察情势，不可擅与承气，而犯数下之禁。盖邪气不传不化，传表传里，几有妙不可言之道。温热有表解后，邪复聚表者；有攻里后，邪复聚里者；有解表汗伤津液，邪气化温，而传里愈炽者；有攻里内脏调达，邪还于表，自汗而自解者；甚至温疫邪炽，有下至八九次而始愈者；总在临症详察其邪正虚实以立法。凡下后虚邪，与未下实邪不同，攻下稍缓，可无大害，倘使失下，元气大伤，则难以挽回。如脉不甚沉者，阴分伤也，或沉而无力者，阴阳俱伤也。皆邪少正虚之证，与以养阴，水火既济，即可涤邪，宜增液汤、益胃汤等主之。若正虚邪实者，宜护胃承气，邪正两救之法也。

述阳明温病治法（十八）

阳明温病，下之不通，其证有五。①应下而不下，致邪气闭锢，伤害正气，正虚难以运药者死，新加黄龙汤主之；②右寸实大，痰涎壅塞，喘促不宁，肺气不得降者，宣白承气汤主之；③左尺牢坚，烦渴喜饮，小便赤痛者，导赤承气汤主之；④邪入心包，闭锢不通，神昏舌短，渴饮不解者，牛黄承气汤主之；⑤津液不足，无水舟停不运者，增液承气汤主之。

新加黄龙汤方

细生地五钱　生草一钱　人参二钱　大黄三钱　芒硝二钱　玄参四钱　麦冬五钱，存心　当归二钱　海参泡水煎药　姜汁冲药各服

宣白承气汤方

生石膏五钱　生大黄三钱　杏仁泥二钱　瓜蒌皮二钱

导赤承气汤方

赤芍三钱　细生地五钱　生大黄三钱　黄连一钱　黄柏二钱　芒硝二钱

牛黄承气汤方

用生大黄二钱煎汤冲服牛黄丸二九，便是牛黄承气汤。

增液承气汤

即于增液汤内加生大黄三钱、芒硝二钱便是。

述阳明温病治法（十九）

下后反现心中懊侬，虚烦不眠者，益由邪气半至阳明，半犹在膈，服承气法以去阳明之邪固易，而欲去膈间之痰涎则不易也。故主栀子豉汤以涌越膈邪而抉之也。误下伤气者，加甘草以益之，误下伤胃而呕者，加姜汁以和之。

述阳明温病治法（二十）

口苦而渴，干呕，未可与以下者，黄连黄芩汤主之。温热乃燥病，燥本无形质之气感，轻则易升而上逆，且炎热秽浊，乱及中宫，故以芩、连之苦寒泻热而降燥，以芳香之品化秽而通燥也。

黄连黄芩汤方

黄芩三钱　黄连二钱　郁金二钱　香豉二钱

上方熬服，如口不渴，舌苔白，或微黄，而润滑者，属湿温应证，则不在此例。

述阳明温病治法（二十一）

舌苔黄燥，肉色绛，或现朱点之肉结，口反不渴者，此乃温邪入血分也。温病传里，渴乃必然之势，今反不渴，以邪入血分，格阴之外，上潮于口，得其润泽耳。唯其过卫入营，所以苔黄而燥，肉色绛，或现朱点之肉结也，宜以清营汤主之。若苔色灰白，或微黄，润滑而不渴者，乃湿温见证，当于湿温门中求之。

述阳明温病治法（二十二）

古人谓温病误汗，以伤其太阳经，温邪随汗蒸发，而郁于肌血，聚毒不化，易发斑疹。又云斑疹出于胃，热未入胃而下之，温邪不撤，乘虚入胃，故发斑疹；热已入胃，而不即下之，热不得泄，亦发斑疹。盖胃为十二经之海，各经朝宗于胃，胃能敷布，则百骸荣养，毫发之间，靡所不贯。温热入胃，势必敷布于十二经，戕害百骸，使不能以杀其炎炎之势，不危何待？既曰温热，其为火也明矣，火之为害，土遇之焦，金遇之镕，木遇之焚，水不能胜则涸。《易经》云：燥万物者，莫叹夫火。达摩云：火者元气之贼也。以是知火者斑疹之根，斑疹者火之苗也。初起宜表里清解，银翘散去豆豉加生地、玄参、丹皮、大青叶主之。表清，而斑色正赤者，化斑汤主之。外出不快，内壅特甚者，调胃承气汤微和之，但得通则止；过泄，则又虑其内陷也。盖斑疹忌升散以燔灼火焰，焰愈炽，苗必愈深，故因升散而衄而痉而厥而呛嗽者，由于过伤阴分所致耳。

述阳明温病治法（二十三）

秽浊过重，毒聚阳明而发痘，名曰温痘，切忌照普通痘宜温补之说，亦应如斑疹法，随其所而攻之，初起宜用银翘散加生地、玄参、丹皮以清血养水，加赤小豆以清血中之湿而解毒，渴加花粉，心肺热重加芩、连。服前方，浮大脉退，而现沉速，或流利壅塞者，酌与调胃承气下之。

述阳明温病治法（二十四）

阳明温毒发痘，或含梅性，或兼发有杨梅疮痘者，宜用加味土苓败毒汤。夫梅毒虽由传染而来，但必先有湿酿于内。盖湿热之脉，易现濡涩不调，而梅毒则不仅濡涩不调，脉形还易结核，如鱼卵而滑，因秽毒过深，滞聚血液，故极重清血解毒，兼利湿热也。

加味土苓败毒汤

土苓八钱　连翘三钱　粉丹（丹皮）三钱　天丁片二钱　夏枯花三钱　地丁草二钱　银花三钱　苡仁五钱　丹参四钱　粉草一钱

上方熬服。血枯皮肤燥痒加玄参，湿重加萆薢、赤小豆，小便不利加木通。

如毒邪深入，大便硬实，小解赤浊，口臭枯燥，苔绛苔黑者，宜桃仁承气汤去桂枝加丹参、丹皮汤。

桃仁承气去桂枝加丹参丹皮汤方

桃仁三钱　大黄二钱　芒硝三钱　甘草一钱　丹参五钱　丹皮三钱

述阳明温病治法（二十五）

口不渴，腹不满，不胀，无汗，小便不利，心中懊侬者，盖以胃上受邪，邪热与胃阳相搏，难以发越，无汗又不能自通，故易发黄。宜依《内经》湿淫于内，以苦燥之，热淫于内，治以苦甘，栀子柏皮汤主之。栀子清肌表，而解五黄，消烦热；黄柏泻膀胱，疗肌肤间宿热；甘草和内和外。三者色俱黄，以黄退黄之义也。若遍身无汗，头汗淋漓，渴欲饮水，苔色黄燥，腹满不快，小便不利而发黄者，与前证状相异。前为胃腑未实，后为胃腑已实，故非下夺之难愈，茵陈蒿汤主之。夫发黄内外皆闭，胃实腹满，其势岂可迁缓，故以纯苦急趋下之。制火者莫如水，茵陈得水之精，生发最速，主治一切黄疸结热，用之为君，以发陈生新；栀子通三焦，而利水源；大黄走而不守，泻热消满，用之为臣。为治热黄之利方也，否则黄极诸窍为闭，易致厥脱而死矣。

栀子柏皮汤方

栀子六钱　生甘草三钱　焦黄柏四钱

茵陈蒿汤方

栀子三钱　茵陈蒿六钱　生大黄三钱

述阳明温病治法（二十六）

证未剧实，无汗，小便不利，未可与以下者。盖以温热结于上游，致肺气不能下降而化源也，宜甘苦合化，冬地三黄汤主之。因小肠属丙火，热结则液干，以苦通之，以甘寒润之，既润而通，则自然运化也。切忌施以五苓散、猪苓汤等，以淡渗之也。

冬地三黄汤方

黄连一钱　黄柏二钱　黄芩三钱　生地四钱　麦冬五钱存心

沙参三钱　甘草一钱　银花三钱　苇根二钱

述阳明温病治法（二十七）

下后燥象不减者，盖由温热化燥，燥为气感，硝、黄力在治体，其用走而不守，若再伤阴分，燥必愈烈，尤不可施以芩、连之苦。凡苦皆燥，夫温病后期，经表下阶段，服苦寒而燥反增剧者，非无因也。再若下后脉平，舌津回，身亦不热，而反十数日不大便者，不可复主承气，盖由人素常津枯，下后过伤其液，难以滋润其肠胃以下降，苟不审慎，重施承气，胃津必更形㑊薄，则虚嗽滑泻立踵，易萎而不可收拾也。如上述二证状，均应重在增液，液充阳和，水涌舟行，病自愈矣。或偶觉口渴而思饮时，则宜以雪梨浆，及五汁饮沃之，为万全之治法也。

述阳明温病治法（二十八）

温入中焦，发斑、发疹、发黄，或现温痘、温疮、梅毒、阳毒，而神昏谵语者，盖以心居膈上，胃居膈下，虽有膈膜为阻，而炎浊之气过甚，其蒸发之力亦必速，故仍然可以上犯包络也，急需安宫牛黄丸主之。

分论阳明证及太阴证之互异

夫温热皆因于火，火本阳邪，阳明乃阳土，以阳从阳，故风温、温热、温疫、温毒、冬温，各证之在中焦，以阳明病为最多。而湿本阴邪，足太阴乃阴土，以阴从阴，故太阴病之在中焦者，以湿温为最多。而湿温伤暑，则又多两太阴证。且暑湿同源，暑为湿化，乃气感，轻而易升，多手太阴证，脉现右寸口洪大；湿为体感，浊而易降，多足太阴证，脉现右关部洪大。夫暑湿虽号称为阴物，但既已化温，是阴邪中亦藏有阳邪，而非纯阴也，则又为太阴与阳明各半之证也，此诸温病不同之大关键。临症者，须随其所在而慎施之耳。

论中焦暑温及伏暑

夫温病初起，恶热、恶寒，势所必然。今既不恶寒，而纯恶热者，可知表邪已解，而无肺症矣，但面红目赤，而脉不现沉细流利，竟勇壮洪大者，乃中焦暑病也。暑热既为气感，必易于升发膨胀，而作血潮，血液泛漫，脉亦随之而勇壮洪大，甚则滑。暑气熏蒸，津水枯涸，大渴饮水者，图以自救也。但所伤者真津，而中焦尚注有浊湿，饮水过多，难以运化，而湿必愈泛，水湿不行，则胃气不降，大便闭涩，中宫不靖，故上逆而呕吐也。手按之胸下作痛者，乃心下结水，阳明暑温也，急宜清膈下痰水，引之下行，水行热化，暑自消也。

述阳明暑病治法（一）

面赤头晕，恶热不恶寒，脉现洪大，或滑利，苔色黄绛而润滑，饮冷而渴不解，但得水则现呕，小解黄短，大便闭涩，以手按胸下而作痛者，乃水结胸下，阳明暑温也，盖以暑兼湿热，热甚则渴，故喜饮冷以救津液，湿郁中土，阻止水不下行，故上逆而呕，胃气因之不降，而大小便闭涩也，宜小陷胸汤加枳实主之。瓜蒌、黄连，清在里痰热；半夏消痰水以强胃；枳实苦辛通降，开幽门而引水下行，使膀胱气通，三焦能以决渎，水道调达，湿化暑消，病自愈也。

小陷胸加枳实汤方

黄连二钱　瓜蒌四钱　枳实两钱　半夏四钱，姜炒

述阳明暑病治法（二）

脉数而滑利，不食、不饥、不便，而心下作痞者，乃暑湿凝聚，致痰涎壅塞耳，主以加减半夏泻心汤。暑湿互结气分，阻止中宫而不靖，浊痰聚心下，而现痞满，故以半夏、枳实开气分湿结，黄连、黄芩开气分热结，杏仁利肺以行大肠气痹。暑中热甚，故改干姜为姜炭少许，非伤寒误下之痞，故去人参、大枣，以免壅湿作满，如虚者则不忌用也。

加减半夏泻心汤

半夏三钱　黄连三钱　黄芩三钱　枳实二钱　杏仁三钱　甘草一钱　姜炭一钱

述阳明暑病治法（三）

暑温湿化，而热甚者，必现舌燥，口干，面目俱赤，大渴饮冷，而脉沉实者，由于热重湿轻，且加暑气炎发，湿愈化温，热结中焦胃腑，宜主以小承气汤。凡温病痞满之证，而属于暑湿演变者，必须得黄燥苔色，沉实脉象，方可与下。否则应以消导宣泄，或苦温以化燥，或甘淡以清暑利湿，故叶氏论伤寒热邪劫烁，下之宜猛；温病暑湿内搏者，下之宜轻。伤寒大便溏，为邪尽，不可与下；暑湿大便溏，为邪未尽，必迨大便硬，方为湿尽。不可擅与攻也，学者鉴之。

述阳明暑病治法（四）

暑温不仅中在一经一脏，蔓延至于三焦者，急须以清理三焦为主，但肺主全身之气，尤须以手太阴为其要领，气化而暑湿亦化也。盖以肺受生阳明，通调水道，下达膀胱，肺痹开，而膀胱亦开，故胃与膀胱皆在治中，则三焦俱备也。苔滑微黄，邪在气分者，三石汤主之；苔少舌绛，热搏血分者，加味清宫汤主之；热入包络，内窍闭塞，神志不清者，紫雪丹主之，继以清宫汤。

三石汤方

生石膏四钱　寒水石三钱　杏仁三钱　竹茹三钱　银花三钱　通草钱半　金汁冲　飞滑石三钱

述阳明暑病治法（五）

暑温伏暑，三焦受邪，苔色灰白，胸痞思呕，潮热烦渴，自利多汗，而小便短促者。盖由湿土不化，故胸痞思呕；湿郁化热，故潮热烦渴；三焦不通，膀胱不化，故汗多而小便短促；湿热交混而自利。非偏寒偏热可以治效者，需苦辛并用，苦以清里止泻，辛香以宣肺开窍。利湿由尿道而出，苦燥以强胃宣湿，化痰止呕。俾三焦邪散气通，恢复其决渎，则自不难迎刃而解也，杏仁滑石汤主之。

杏仁滑石汤方

黄芩三钱 滑石三钱 杏仁三钱 半夏三钱姜炒 郁金二钱 广皮二钱炒 黄连一钱 厚朴二钱 通草钱半

论寒湿

夫寒湿之病人，伤于脾胃，尤以伤其脾胃之阳者为最多，伤于阴者为最少。盖湿与寒水之气相搏而成也。如炎夏盛热，湿气蒸动，郁遏卫阳之气而生热者，谓之热湿，兼能伤人之阴。伤胃阴则口渴不饥；伤脾阴则舌先灰滑，后转黄燥，大便坚结。湿为阴邪，其伤人之阳，得理之正，故多而常见；其伤人之阴，乃势之变，故罕而少见。如自表传来，由经络而脏腑，或由肺金而脾胃，水谷内蕴，肺虚不能化气，脾虚不能散津。或形寒饮冷，或酒客中虚，内外相合，客邪既从表入，而伏邪又从内发。伤脾之阳，在中则不运痞满，传下则洞泄腹痛；伤胃阳，则呕逆不食，膈胀胸痛；抑或脾胃兼伤。故治湿必须审在何经何脏，兼寒兼热，中气中血，然后施用辛凉、辛温、甘温、苦温、淡渗、苦燥之法，庶夫药服始效。若脾病治胃，胃病治脾，或中下误分，或笼统混治，掷寒热阴阳而不辨。盖土为杂气，兼证最多，分析较难，泛无定论，则肿胀、黄疸、洞泄、衄血、便血诸证，必因其误而蜂起矣。

述足太阴寒湿治法（一）

胸痞腹满，苔白而浮滑，头重眼眩，神疲思睡，终日不饥则不食者，名曰寒湿。而普通列入湿温，本篇特立寒湿，以与湿温对照。寒湿、湿温更较为明显也，半苓汤主之。仲景论痞结胸满，列入太阴篇中，盖以湿郁脾阳，脾为湿困，难以运行鼓动，由脏病而累及于腑，痞结于中，故亦不饥不食也。半夏、茯苓吸阴土之湿，以培阳土；厚朴泻湿；黄连燥湿；通草渗水利湿，则湿邪自有出路也。

半苓汤

半夏五钱　茯苓六钱　黄连一钱　厚朴三钱　通草钱半

述足太阴寒湿治法（二）

腹胀，小便短，大便溏，下而滞涩不快者，盖由木土不相生，厥阴气至为䐜胀，阻止中土不运，膀胱不化，而感大小便不爽，宜施辛淡渗利之法，四苓加厚朴秦皮汤主之。以厚朴泻胀；秦皮清肝；如肝不燥，则仍用桂枝和肝；五苓利湿，使三焦复其决渎，而行太阳之气，以开邪气外出之路也。

四苓加厚朴秦皮汤

茅术须三钱　厚朴二钱　猪苓二钱　茯苓三钱　秦皮三钱　泽泻二钱

述足太阴寒湿治法（三）

四肢作冷，目黄自利，舌白而滑，甚则灰，神倦不语，邪阻脾窍，舌謇话重，而现土音者。盖由湿郁脾阳，阳气难以运于四肢，故发冷；湿陷脾气而下溜，故自利。脾主地气，肺主天气，目之白睛属肺，脾寒肺亦不能独治，天气因之不化，地气上蒸，故目睛黄也。湿困于中，中气虚寒，阳光不治，心藏神，而主正阳，言出于心，心阳虚，故神昏不语也。湿以下行为顺，湿邪闭窍，声音重浊，而与白滑灰之苔色相应，急以四苓加木瓜厚朴草果汤主之。以四苓能趋湿下行；厚朴开中以行滞；草果温化太阴独胜之寒湿，以补火生土，芳香透窍；木瓜平肝，而收肝阴，治其过盛之木气，以化浊生清也。

四苓加木瓜厚朴草果汤

贡术三钱　猪苓一钱　泽泻二钱，炒　赤茯苓三钱　木瓜二钱　厚朴二钱　草果一钱　半夏三钱，姜炒

上方熬服，乃苦热兼酸淡法。阳素虚者，加附片二钱。如伤阴过甚，或湿已化温者，忌此方。

述足太阴寒湿治法（四）

苔滑而色灰，面目发黄，结滞痞满，四肢常厥者，乃阴盛阳衰之象，茵陈四逆汤主之。四肢不发厥者，草果茵陈汤主之。

草果茵陈汤

草果一钱　茵陈三钱　苓皮三钱　厚朴二钱　广皮一钱　猪苓钱半　腹皮钱半　泽泻二钱，炒

结滞痞满，非温通开利，则寒湿决难以运化外出，至若现厥，阴气弥漫，暗无天日，三焦失职，则又非本方所能救济者，急需茵陈四逆汤以宣湿挽厥也。

茵陈四逆汤

附片三钱　干姜二钱　炙草一钱　茵陈三钱

上方熬服，以救厥为止，亦不可过服。

述足太阴寒湿治法（五）

舌苔灰滑，六脉沉迟而细弱，不食不寐，阴寒凝聚而成团

结，大便不通，阴寒伤阳，大小腹作痛，痛甚则肢厥唇白者，此足太阴兼足少阴、厥阴寒湿也，寒极冻冰，阳困不运，故脉沉迟细弱，湿遏中焦，阻碍阳气不得下交于阴，故不食不味，寒夺阳气而盘踞中焦，使三阳之气不得下达，邪正相争，故作痛非常，阴胜阳，而阳无力与阴相争，则阳气将绝，故现肢厥唇白也，急需椒附白通汤主之。

椒附白通汤

附片五钱　干姜三钱　川椒四十粒　葱白三根　猪胆一杯冲服

上方熬服。附子补命火，使真阳能运；干姜为太阴本药，温中而逐湿痹；川椒除胀消食，治心腹冷痛；葱白外实中空，通阳最速，以助姜、附之势；猪胆汁乃甲木，从少阳，少阳主开泄，用之以快其生发之机，阳气发育，三焦通利，则水道自然调达也。

述足太阴寒湿治法（六）

苔白而腐朽，不喜饮食，大解不爽，解后每感肛门坠痛者，盖以胃受寒湿所伤，九窍不和，坠痛不快，情势必然，阳明失阖，故不喜食，附子理中汤去甘草加广皮厚朴汤主之。人参固正以祛邪，苍术善渗中土之湿，姜、附运坤阳以劫寒邪，加广皮、厚朴以通气，甘能令中满，故去甘草于先，本方辛甘化阳，辛苦通阳，使脾阳转而后湿行，湿行而后胃阳复也。

附子理中汤去甘草加广皮厚朴汤

人参二钱　炮姜三钱　厚朴二钱　广皮钱半　附片二钱　茅术三钱

上方熬服，乃辛甘兼苦温法。易白术为茅术者，义在燥湿，辛能解郁，而避白术之呆滞也。

述足太阴寒湿治法（七）

寒湿伤害脾胃两阳，寒热不饥，吞酸形寒，或脘中痞闷，或酒客湿聚者，乃脾胃为湿所困也，以苓姜术桂汤主之。宣通其阳气，使湿化，胃和脾运，病自解也。

苓姜术桂汤

茯苓_{五钱}　桂尖_{二钱}　炒贡术_{三钱}　鲜生姜_{三钱}

述足太阴寒湿治法（八）

脾胃两阳，为寒湿所伤，上吐下利，腹中急痛，易消肌肉，名曰霍乱。有寒热往来身痛者，有不寒热身痛者，寒重不喜饮水者，理中汤主之；热重好饮水者，五苓散主之；吐利后，汗出，发热，恶寒，手足厥冷者，四逆汤主之；吐利汗均止，而身痛不休者，宜桂枝汤微和之。

按：霍乱证，长夏最多，传染极厉。虽本于寒湿伤阳，能令人暴厥暴脱，关系生死于顷刻之间，其原因复杂，片言难尽，而世医不问寒热轻重，一概主服藿香正气散之类，轻者固可以芳香解秽而愈，重者易厥脱至死。夫胃阳不伤不吐，脾阳不伤不泻，邪正不争不痛，营卫不逆，不发寒热，以不饮水，知其为寒，故主以理中汤，温中散寒。参、草，胃之守药；术、草，脾之守药；干姜能通能守。上吐下泻者，故需脾胃两守之，且守中有通，通中有守，气通阳和，吐泻自止。若发热，饮水虽多，而渴仍难解，吐泻亦不止者，则主以五苓，盖膀胱为小肠之下游，小肠乃火腑，五苓通其前阴，以守后阴，太阳不开，阳明不阖，开太阳以守阳明，二汤有一举两得之用也。而吐泻乃脾胃阳虚，汗出太阳之阳亦虚。发热，阳浮于外；恶寒，寒客于中。中虚，厥阴肝木来乘，气血不营，病者四逆，而现四肢拘急，手足厥冷也，故主以四逆汤。姜、附通阳，参、草守阳，参、附护外阳，姜、草护中阳。内外阳复，则阴去邪退，而厥回矣。经前治各法，吐泻止，而身痛者，乃邪去阳复，而表阳不和之表现，故以桂枝汤，温经通络，而微和之也。

理中汤

人参三钱　炙草一钱　贡术四钱　干姜二钱

五苓散

猪苓一钱　赤苓三钱　茯苓四钱　泽泻二钱　桂尖二钱

四逆汤

附片一两　干姜五钱　炙草一钱

加人参一两，亦名人参四逆汤。

述足太阴寒湿治法（九）

霍乱转筋者，五苓散加防己、苡仁主之。六脉沉紧寒甚者，再重加附子。盖肝主筋，而藏血，寒湿窜筋，搏急而转也。以五苓和霍乱之中；桂尖温经；防己驱下焦血分寒湿；苡仁理湿痹治脚气，扶土抑木，而舒筋骨之拘挛；寒甚而脉沉紧者，非重用附子之纯阳，不足以回阳也。

述足太阴寒湿治法（十）

卒中寒湿，内夹秽浊，晕眩欲绝，不知人事，腹中绞痛，脉迟而沉紧，甚则伏，欲吐不吐，欲利不利，转筋肢厥，俗号发痧，又称干霍乱，世人每以转筋为火，古书不载俗称，当于《金匮》"腹满腹痛寒疝"各条参看，则自知其详细也，宜以蜀椒救中汤主之，九痛丸亦可服。唯语言错乱，寒热难分者，先服至宝丹稍许，以开其内窍，再与汤药。

按：此证因感炎夏湿气蒸发而病，类霍乱，而情势稍异者，缘由中阳受伤，内注寒湿，再受湿气之蒸腾，或病气之传染所干，由呼吸直行中道，腹中阳气受逼，邪正相争，而成绞痛，胃阳不转，故吐而不得，脾阳困闭，故利而不能，或经络受邪，筋转为索，或阳虚肝木来乘，四肢发厥，俗名痧症者，以病来迅速，不及延医，而生命系于顷刻，故用各种手术，刮其关节，而刮出赤点黑点，竟随手而愈者，遂号痧症，但刮后须十二小时不饮水，方不再发，否则余邪在络，稍受寒邪之发泄，则病又举发矣。因吐而不吐，利而不利，腹部绞痛，故又名干霍乱，其转筋者，又称之为转筋霍乱，以常发于夏月火令，且病来迅速如火，故以转筋为火，其实乃伏阴与湿相搏所致也。干姜温中；蜀椒驱阴下降；槟、朴散结泻浊，使气通于下；合广皮以通调十二经，血凝气聚。汤名救中者，用以拔在中之阴邪，而复中焦之真阳也。九痛丸扶正祛邪之功最速，亦可服。若邪干心包者，先与至宝丹，驱包络之邪，然后再服水药也。

救中汤

干姜二钱　厚朴三钱　槟榔二钱　广皮钱半　川椒四十粒

九痛丸

附片三钱　人参二钱　干姜二钱　吴萸一钱　巴豆一钱，去皮去心，熬膏去毒　生狼牙一钱

上方蜜丸豆大，壮人三丸，弱人二丸。兼治中恶腹胀，腹痛，声哑，冷结不化，寒气上冲，落马，坠车，打伤等血症。

按：《内经》有五脏、胃腑心痛，并痰虫食积，即为九痛也。心痛之因，非风即寒，故以干姜、附子驱寒壮阳，吴萸降肝脏浊阴，狼牙善驱浮风，巴豆逐陈滞之顽痰以杀虫，人参扶正以祛邪。既能入气，再能走血，补泻攻伐皆备，故能治中恶卒厥诸症也。

附录：《外台》走马汤，治中恶心腹疼痛，大便不通。沈

目南注云：中恶之证，俗谓绞肠乌痧，即臭秽恶毒之气，直从口鼻入于心包肠胃，脏腑壅塞，正气不行，故心腹疼痛，大便不通，是为实证，非似六淫侵入，而有表里清浊之分，故用大毒极热峻猛之剂，急攻其邪，佐杏仁以利肺经大肠之气，使邪气从后阴一扫而尽，若缓延时刻，正气被邪气隔绝，营卫阴阳机息，息尽则死也。

《外台》走马汤

巴豆二枚，去心去皮熬　　杏仁二枚，去皮

二味以棉花缠槌令碎，久熬取汁，饮之即下。通治飞尸鬼击病，大小强弱，量体服之，过则伤人。

述足太阴寒湿治法（十一）

寒湿误服克伐，邪气未解，竟里虚内陷，脉缓舌滑，神识乃蒙者，盖由禀赋中虚，因误药再伤其中耳，如中阳充实者，则不致内陷，急以人参泻心汤主之。用人参以护里阳；白芍以护真阴；湿陷于内，用干姜、枳实辛通之；湿中藏热，用芩、连苦降之。邪既内陷，故不易还表，法用通降，从里治之。

人参泻心汤

人参三钱　　干姜二钱　　黄连一钱　　黄芩三钱　　枳实一钱炒　　白芍三钱，须炒用

述足太阴寒湿治法（十二）

湿热由膜原直走中道，机窍不灵，不饥不食，三香汤主之。盖邪受自口鼻，由上焦而来，其机尚不深，用瓜壳、桔梗、枳壳之苦辛开上，栀子苦寒轻浮以清热，香豉、郁金、降香以解郁而化上中两焦之秽浊。邪中于上，以上焦为出邪之路，故其用轻；邪中于中下，以中下焦为出邪之路，则用分

消，应互参考证之也。

三香汤

瓜壳三钱　桔梗二钱　炒栀子三钱　枳壳二钱　郁金二钱　香
豉一钱　降香一钱

述足太阴寒湿治法（十三）

感受湿秽，分布三焦，热蒸头重，身痛呕逆，小便不通，
神识昏迷，舌白滑不喜饮者，盖以表里经络三焦均为湿热所
困，最虑外脱，先宜芳香以通神利窍，安宫牛黄丸主之，继用
淡渗分消湿秽，茯苓皮汤主之。

茯苓皮汤

苓皮四钱　杏仁五钱　猪苓二钱　腹皮二钱　通草一钱　淡竹
叶二钱

述足太阴寒湿治法（十四）

湿温气壅为哕者，乃胃虚受邪，湿热壅遏胃气而为哕也，
以橘皮竹茹汤主之。

按：方中柿蒂成于秋，得阳明燥金之主气，故治肺胃病有
独到之处。蒂乃柿之归来处，凡花散子降，欲降先升，欲升先
降，蒂具升降之能，故为治呃逆之要药者，非无治理也。

橘皮竹茹汤

陈皮二钱炒　竹茹四钱　柿蒂七枚　姜汁一小杯冲服

上方熬服。有痰热者，加竹沥、瓜霜；有血瘀者，加桃
仁、丹参。

述足太阴寒湿治法（十五）

三焦湿郁，升降失职，脘连腹胀，大便不爽，一加藿香正

气散主之，按上条三焦受邪，以分消开窍为急务，此条则以升降为定法，各因其见证不同，故立法亦随之而异也。

一加藿香正气散

南藿梗二钱　厚朴二钱　杏仁三钱　云苓四钱　广皮钱半　神曲钱半　麦芽二钱，炒　大腹皮二钱　茵陈二钱

上方熬服，变苦温辛甘为苦辛微寒法。去紫苏、白芷，以避发散；去甘、桔，防治中而犯升提之患也。

述足太阴寒湿治法（十六）

脘闷便涩，舌白身痛，六脉模糊，二加藿香正气散主之。

二加藿香正气散

藿梗二钱　广皮六钱　厚朴二钱　苓皮三钱　防己二钱　豆卷三钱　前仁四钱　通草一钱

述足太阴寒湿治法（十七）

湿秽内蓄，脘闷舌黄，气机不通，久则酿热，三加藿香正气散主之。

三加藿香正气散

藿梗二钱　茯苓四钱　厚朴三钱　广皮二钱　杏仁三钱　滑石四钱

述足太阴寒湿治法（十八）

秽湿内闭，阻塞气分，苔色白滑，六脉濡缓，四加藿香正气散主之。

四加藿香正气散

藿梗二钱　草果钱半　厚朴三钱　广皮二钱　茯苓四钱　楂肉钱半　神曲二钱

述足太阴寒湿治法（十九）

湿秽内伏，便溏便泻，胸脘作闷者，五加藿香正气散主之。

五加藿香正气散

藿梗三钱 茅术二钱 广皮二钱 茯苓四钱 厚朴二钱 腹皮二钱 谷芽五钱

按：世人每以藿香正气散统治四时感冒，四季非止一气行令，或各司一气，或有兼气，且人之禀赋和受病，更各有差别，何能以同一汤方，而统治四时不同样之病乎？今分五法，义在对症施药，而少遗误也。

述足太阴寒湿治法（二十）

身痛脉缓，苔色淡黄而滑，渴不喜饮，或竟不渴，汗出热解，解后复热，内不能运水谷之湿，外复感时令之湿，若认为伤寒而汗之，湿随温发，易转坏证，改用清凉，伤害中土，不能治水，易患水泛高原，专攻祛湿渗利，易耗真精，水不养木，热气愈炽，发表攻里，两不可施，急应寒温并用，补泻兼施，黄芩滑石汤主之。芩、苓、滑石清湿中之热，蔻仁、猪苓宣湿邪之正，腹皮、通草成其宣气利便之功，气通湿化，小便利，火腑通，热自清矣。

黄芩滑石汤

黄芩三钱 茯苓四钱 滑石三钱 蔻仁二钱 腹皮钱半 通草一钱 猪苓一钱

述足太阴寒湿治法（二十一）

寒湿化温，由脾而及于阳明者，曰湿温。口不渴，而发呕，饮多热少者，半夏茯苓汤主之，逐其饮而呕自止。若呕而兼痞，饮少热多，邪热内陷，与饮相搏，固结不通者，加减半夏泻心汤主之。去参、草、大枣之补中，防其内闭；加枳实，换干姜为生姜，以辛散宣通胃气而和之也。

半夏茯苓汤

姜半夏五钱　茯苓八钱　生姜三钱

加减半夏泻心汤

姜半夏六钱　黄连钱半　黄芩三钱　枳实二钱　生姜三钱

上方煎服。虚人复纳人参、大枣；夫湿之病人，其来有渐，其去则迟，进易退难，湿温与寒湿之痞不同者，寒湿之痞易兼食积，湿温之痞，热陷邪留，故呕而兼痞，水气上逆则呕，水停膈间则痞，上干于头则眩，中凌于心则悸，慎重考察，虽事出毫毛，于理则深也。

述足太阴寒湿治法（二十二）

湿滞热蒸，蕴于经络，寒战热炽，筋骨疼痛，苔色灰白而滞，目萎而黄者，名曰湿痹。按《内经》谓风寒湿三者合而为痹，《金匮》则谓经热则痹，盖《金匮》补注《内经》之不足，痹之因于寒者固多，但兼夫热者亦复不少，参考二经，则临症自有权衡。本篇因寒湿、湿温而谈及痹证，盖有连带关系耳。大概不外寒热虚实之别，寒痹势重而易治，热痹势缓而难治，实者病于躯壳易治，虚者兼病脏腑难治。夹痰饮、水饮、饮囊、腹满等证难治，犹之伤寒两感也。本条苔灰目黄，知为湿中生热；寒战热炽，知病邪在络；筋骨疼痛，知为痹证。苟泛用治湿之剂，不能循经入络，服必罔效，宜以宣痹汤主之。防己走经络之湿，杏仁开肺气之先，连翘清气分之热湿，赤小豆清血分之热湿，滑石利窍而开三焦之热湿，栀子轻浮而肃清肺金以解热湿之郁，苡仁淡渗功主挛痹，半夏辛平，开气降结、利水道而分阴阳，蚕沙化浊道中之清气也。

宣痹汤

防己二钱　杏仁三钱　滑石三钱　连翘三钱　栀子三钱　苡仁六钱　半夏三钱　蚕沙三钱　赤小豆三钱

上方熬服，痛甚者加姜黄、海桐皮，用之以宣络而止痛也。

述足太阴寒湿治法（二十三）

湿郁经络，身热而痛，汗多自利，胸腹白疹，内外合邪。上条所拟乃在经络，此则脏腑亦受邪也。汗多则表阳开，开而表邪仍不解，其证为风湿无疑，邪郁于表，故身痛也；盖汗之所能解者寒邪，风为阳邪，尚不能以汗解，况湿为阴邪，其性重浊，故虽汗出，而邪仍不解也；白疹者，风湿郁于细络毛窍。此湿停热郁之证也，宜主以辛凉，而解肌表之热，辛以淡渗在里之湿，使表邪从气化而散，里邪从小便而出，双解表里之妙法也。（互参下条更易明白）（《金匮》治湿以汗解示以微汗为度）

苡仁竹叶汤

苡仁八钱　竹叶三钱　滑石五钱　蔻仁二钱　连翘三钱　茯苓四钱　通草一钱

上方煎服，又可为散，每服五钱。

述足太阴寒湿治法（二十四）

风暑寒湿，混淆杂感，气不主宣，咳嗽头胀，舌白不滑，肢体若废者，病非一端，以"气不主宣"四字为扼要，故以宣气之药为君，既兼雨湿，再中寒邪，须变辛凉为辛温，列本条于此者，以与上条为对照也，杏仁苡仁汤主之。

杏仁苡仁汤

杏仁三钱　苡仁四钱　桂枝三钱　半夏三钱　厚朴二钱　防己二钱　白蒺藜二钱　生姜三片

述足太阴寒湿治法（二十五）

寒湿着痹。痹证之表现，似有物游行于肌肉之内，而作掣痛，或上或下，或流四肢，乃经谓行痹是也。盖由风胜则引所致，加减木防己汤主之。湿胜而肿者，加滑石、萆薢、苍术；寒胜而痛者，重用防己、桂枝，加姜黄、海桐皮；胃热则廉泉开，易现面赤，口涎自出，加知母，重用石膏；无汗加羌活、苍术；汗多加黄芪、炙草；痰饮加半夏、厚朴、广皮；经络不通，重加桑叶。此证变象和变法，难以备载，立一门径，在夫用者以酌量耳。

加减木防己汤

防己三钱　桂枝三钱　石膏五钱，生　杏仁三钱　滑石四钱　通草钱半　苡仁八钱

汪按：痹证有风寒湿热之异，能着行周身，上方每偏重寒湿一端，又多夹用风药，不察湿家忌汗，圣训昭然。以湿而论，犹有寒湿、热湿、痰湿、水饮之分，苟一体施以辛温，祸必立踵。若因外感，初病气分，不重在宣通，竟投柔腻，为害尤深，岂可概泥古法，而拘以为定论乎。

述湿热治法（二十六）

湿热不解，久郁成疸，疸之一证，《金匮》辨有三十五条，出治一十二方。欲察黄之发与不发，在于小便之利与不利；疸之易治难治，在于口之渴与不渴。须考瘀热入胃，或因外入，

或由内发，或因食谷，或由酗酒，或因色痨，因由不同，主治自异。既病矣，有随经蓄血，黄汗出者，有上盛而一身尽热者，有下郁而小便难解者，有表里虚热去而哕者。如脉弦胁痛，少阳未解，仍主以和；渴喜饮水，阳明化燥，急当泻热；湿在上，以辛散之；湿在下，以苦泄之，以淡渗之；狂热蓄血，势在必攻；汗后溺白，势宜投补；酒客蕴热，先清其中，继以分利，顾忌在伤害脾阳；妇女有秽，初起解毒，继以滑利，终以峻补真阴。表虚者实卫；里虚者建中。至阴黄一证，乃寒湿在里。脾性恶水，而喜风燥，譬如卑湿之土，须得风日之阳以曝之，其湿始化，阴气方散。纯阴之病，疗以辛热，参看寒湿以求之，虽不另立方案，其治法已显然易知矣。罗谦甫遵仲景寒湿之旨，出茵陈四逆之法，具卓见力辨阴阳。吴氏鞠通，更阐发阴黄一证，依罗氏法而化裁之，如初病重于寒湿者，即从太阳寒水以化之，继因其人阳气尚未衰败，过服温热，致使阳明转燥金之化，而为阳证者，仍依黄例阳证施治之，若后世能先察知其为阴黄或阳黄，再按古人旧法以配药，则自不难有得心矣。

述湿热治法（二十七）

夏秋病疸，湿热气蒸，外于时令，内蕴水谷者，首重宣通气分，失治则易现肿胀，由黄疸而肿胀者，用二金汤苦辛淡渗之法，揭疸病之由，和失治之变，用此方以治其变也。

二金汤

鸡内金五钱　海金沙四钱　大腹皮二钱　白通草一钱　猪苓二钱　厚朴三钱

述湿热治法（二十八）

诸黄疸而小便短者，以胃为水谷之海，营卫之源，风入胃家气分，风湿相搏，而病阳黄，湿热流注膀胱，气郁不化，则小便不利，茵陈五苓散主之。用五苓宣通表里之邪，茵陈开郁清热，以伐陈生新，新陈交换，病自愈也。

茵陈五苓散

用茵陈五钱熬汤，冲五苓散，每服一钱，多则钱半。黄疸一证，《金匮》未及备载，本篇独采此方者，因备内外风湿，为实证通治之方也，若改熬汤药亦可。

述湿温治法（二十九）

黄疸脉沉细，中痞而发恶心，小便赤而滞涩，不类前条表里证状者，乃三焦里证也，杏仁石膏汤主之，以能统治三焦。杏仁、石膏开上，姜、半行中，枳实由中驱下，栀子通行三焦，黄柏直清下焦，凡通三焦之方，而扼重在上焦者，以上焦为病之始入，且为气化之先，方虽统宣三焦而汤名杏仁石膏者，此义也。

杏仁石膏汤

杏仁三钱　石膏四钱　半夏三钱　栀子三钱　黄柏三钱　枳实二钱

姜汁冲服。

述湿温治法（三十）

积劳脾困，再感湿温，误用发表，表汗伤津，湿随温发，郁于肌血，而身面俱黄，便赤不肌者，乃由劳力转变而发黄，与前条先发黄而转变他证者，有相对之不同也，以连翘赤豆饮煎汤吞保和丸主之。连翘赤豆饮解外，保和丸和中，外解内和，自然湿化黄消。经谓积劳伤阳，因劳而倦。脾主四肢，脾阳伤而受困，则四肢倦而无力也；肺金主气，脾土以生金，气为阳，分内外，以之为转输，劳伤于外，而内阳亦困，中阳不运，是人之赖食湿以生者，反为其所困，脾困难以消湿而化食，安有不上蒸而发黄之理。仲景、东垣对此多心得阐述，其他如丹溪辈，但知劳病，辄重滋补，温病一书，原为外感而设，今特述及内伤，备两感而略言之者，恐重此而遗误于彼也。

连翘赤豆饮

连翘三钱　栀子二钱　通草一钱　赤小豆二钱　花粉二钱　淡豆豉钱半

保和丸方

山楂　神曲　茯苓　莱菔子　广皮　连翘　半夏姜炒

各药等分，为末蜜丸，以汤药冲服二钱或三钱。

述湿疟治法（三十一）

湿甚为热，疟邪痞结于心下，舌白口渴，烦躁自利，初起身痛，继则心下刺痛者，乃疟邪结于心下气分也，泻心汤主之。

述湿疟治法（三十二）

疮家湿疟，《金匮》谓忌汗，汗则病痉。盖患疮为血液不清，血脉间病矣。心主血，血必虚，方易热而不清，病患疮证，疮之脓血，又为血液之腐坏而化，汗为心液，由血络以达毛窍，若再发汗以伤心液，不痉何待？以苍术白虎汤加草果主之。白虎辛凉，清阳明之热湿，由肺卫而出；苍术、草果，温散脾中滞腻之寒湿，亦由肺卫而出；阳明阳土，清以石膏、知母之辛凉；太阴阴土，温以苍术、草果之苦温，矫其偏造之性，而适宜于脏腑也。

苍术白虎汤加草果，即成本汤方。

述湿疟治法（三十三）

寒从背起，胸中痞结，疟来日晏，邪渐入阴，此素积烦劳。未病发，而正气已先虚，故伏邪不易自解。正阳馁弱，邪热固结，草果知母汤主之。草果温化太阴独胜之寒；知母清泻阳明独胜之热；厚朴佐草果开中焦之湿蕴，合姜、半而下痞结；花粉佐知母以生津退热；木燥克土，既脾胃两伤，急须避之，乌梅、黄芩和肝以清热，敛肝以实土；疟来日晏，邪欲入阴，全赖草果以升之使出也。

草果知母汤

草果二钱　知母四钱　半夏三钱　厚朴二钱　黄芩三钱　乌梅二枚　花粉三钱　生姜三片

述湿疟治法（三十四）

疟伤胃阳，气逆不降，热劫胃液，不饥、不饱、不食、不便、不饮，口味现酸，浊气熏人。盖由阳气受伤，阴液被劫，救阳挽阴并进，尤重于胃气。人参泻心汤主之。

人参泻心汤

人参三钱　黄连钱半　枳实一钱　干姜钱半　牡蛎三钱，生生姜三片

按：肝刚胃柔，故治肝宜柔、宜敛；治胃宜刚中兼柔。胃病治胃而不效者，以木乘土之衰而相克。其病之结果虽表现于胃，而病之本源在于肝木，须平肝以扶阳明。又肝胆相连，胆居肝内，随之互动，肝宜温，胆宜凉，厥阴乃阴阳交际之处，古人以寒热之复法并用，如乌梅丸、泻心汤、当归四逆、茱萸四逆等方，义在避其偏造之害也。

述湿疟治法（三十五）

湿疟阳气独发，伤及胃阴，不饥不便，得食而烦热愈厉者，证为疟邪伤阴所致，主以麦冬麻仁汤以复胃津。津充，胃和气降，病自愈也。

麦冬麻仁汤

麦冬五钱　麻仁四钱　白芍三钱　首乌三钱　乌梅二枚　知母三钱

述湿疟治法（三十六）

足太阴脾疟，寒起四末而不渴者，因脾主四肢也。但多呕者，乃热邪结于心肺，土为湿困，肝木来乘也，宜主以黄连白芍汤。和肝和胃，而收脾阴也。

黄连白芍汤

黄连一钱　黄芩三钱　半夏三钱　枳实一钱　白芍三钱　姜汁冲服

述湿疟治法（三十七）

太阴脾疟，寒湿往来，疟来日迟，形容消瘠，四肢不暖，六脉现濡，是乃脾气虚寒，宜温补中土，扶正以祛邪，露姜饮主之。尤妙在露能清解邪热。得气化，甘润而不伤阴也。

露姜饮

南沙参三钱　生姜一钱

煎汤露一夜，再温服之。

述湿疟治法（三十八）

太阴脾疟，脉现弦而缓，寒湿往来。恶寒甚，则噫气而呕吐，肠鸣如走水，大便溏泻，是乃木乘土虚，邪气更甚也。加味露姜饮主之。

加味露姜饮

南沙参三钱　半夏三钱　草果一钱　生姜一钱　青陈皮各一钱
荷叶钱半

上方煎汤，依前法服之。

述湿疟治法（三十九）

中焦湿疟，病至一年半载不愈，时止时作，寒热至无定刻。虚汗淋漓，消瘠而喘，或浮肿溏泻，饮食不易消化者，乃气虚难以运转，邪聚不化，急须治本，匡正祛邪，方为上策，补中益气汤主之。

补中益气汤

黄芪三钱　潞党参三钱　炙草一钱　白术三钱　广皮一钱　当归三钱　升麻五分　大枣二钱　生姜二钱　银柴胡一钱

上方熬服。汗多表弱倍黄芪；如下元空虚，防其升阳，而肾气愈感下纳，加附片、补骨脂。

又方，倘阴脏人病疟，阳气损伤过甚，唇面惨白，脉迟而细弱，或似游丝，自汗盗汗，完谷不化，食油润而泻水，精神萎弱思睡者，乃元阳虚极所致，四逆汤加黄芪主之。

四逆加黄芪汤

厚附片一两　生黄芪八钱　炮姜五钱　炙草五钱　生姜三钱

又方，服四逆加黄芪汤效而难告愈时，狗肉芪附汤主之。

狗肉芪附汤

狗肉一斤　附片四两　箭芪二两

久炖服汤。狗属火兼土，借火能生土之义。取其血肉之精，以助芪、附之势，其攻最速，但非经上项主治后，不宜妄投之。

述湿疟治法（四十）

少阴疟疾，左脉弦，早凉暮热，汗解渴饮，盖以少阳切近三阴，主治须一面领邪外出，一面防邪外入，故均以小柴胡汤为通法。本病主青蒿鳖甲汤，避去小柴胡汤者，因小柴胡原为伤寒立方。疟不缘于湿，必缘于暑，暑湿同源，其受邪与伤寒本自不同，但又同在少阳一经，故不离其法，唯变其药味耳。

青蒿鳖甲汤

青蒿三钱　知母二钱　桑叶三钱　鳖甲五钱　丹皮一钱　花粉二钱

小柴胡汤

柴胡三钱　黄芩三钱　半夏三钱　南沙参三钱　炙草一钱　大枣二枚　生姜三片

按：小柴胡汤以柴胡领邪，人参、大枣、甘草护正，柴胡清表热，黄芩清里热，半夏、生姜和肝胃而宣阳降阴。原为伤寒立方，湿疟受邪，本自不同，但同在少阳一经，故不能离其法。主以青蒿鳖甲汤。青蒿芳香开络，而逐秽领邪，力软柴胡，而功过之，寒邪伤阳，小柴胡之参、姜、草皆护阳者也；暑湿郁热伤阴，故改用鳖甲以护阴，而拔阴络之邪；小柴胡以胁痛干呕，为饮邪所伤，故以姜、半通阳降阴而清饮邪，青蒿鳖甲汤以邪热伤阴，故用知母、花粉清温邪而止渴，丹皮清少阳血分，桑叶清少阳络中气分。宗前法，而变其方，以病之偏寒偏热不同也。叶氏全案，治湿疟无柴胡，盖有至理也，岂可妄为非议耶！

述湿疟治法（四十一）

寒起四末，脾主四肢，湿郁脾阳也，必现苔白脘闷，间或微黄，口渴喜热饮，更为湿疟明证。湿为阴邪，弥漫其中，喜温以开之，主以厚朴草果汤。

厚朴草果汤

厚朴二钱　杏仁三钱　草果一钱　半夏三钱　茯苓三钱　广皮一钱

按：脾胃相为表里，脾为阴脏，偏于湿者，脾受之，法宜偏于救脾；胃为阳腑，偏于热者，胃受之，法宜偏于救胃。故救脾应施甘温苦辛，救胃应施甘寒苦寒。脾胃平衡者，则两救之。温病一证，最以湿温为复杂，演变尤多，不及备载，可于湿温证中及疟证数条，反复对照。从上焦究来路，从下焦寻归路。以参考先贤著述，亦不难贯通也。

论痢疾

湿温内蕴，或外感暑热，或内伤饮食，新染伏气，夹杂并作，阻止气机不通、血液不运，竟成滞下者，号曰痢疾。有红痢、白痢、红白痢、噤口痢、休息痢，各证之异，不论其如何，盖由于病邪深入脏腑，伏气为病，实非出自朝夕，故俗称重证也。初病腹痛、腹胀者易治，不痛不胀者难治；脉细而缓者易治，大而数者难治；久病或年老，人虚病实者并难治；日下数十次，下而易利者易治，日下二四，里急下坠，思利不利，不利思利，汗出如油如珠者难治；下痢如油如漆有光能摄人影，暴之不易干，似有胶汁者并难治；面目便色鲜明者易治，晦暗者难治；噤口痢、休息痢，正气充实者易治，虚弱者难治；先滞后痢者易治，先痢后滞者难治；先滞后疟者易治，先疟后滞者难治；本年新受者易治，上年伏暑，酒客中焦，郁气过重，老人中虚，气机不通，蓄湿不化，真精亏极者并难治；无肝气、疝气、痹证者易治，有者难治。证状实多，难以尽列，举此大纲，总以邪气外发者易治，深入脏络者难治也。

　　按：中医论痢疾，日十数次，肠胃空虚，若能食量充分，不至肠胃气绝而死也。西医则以肠胃浊气未解，必令少食，以免蓄邪不退而死也。两论均不无理由，世人如何适从？余则谓能食则食，不能食不勉强，顺应其自然，不必拘泥，较为兼善。盖胃腑气降，理应思食；胃腑气滞，理应厌食。岂人力所能限制耶？夫痢疾既因外感暑湿，内伤饮食，新染伏气，夹杂并作，邪非一端，肠胃均受其殃，饮食宜清淡，切忌厚味油腻，防其重浊滋润，凝滞其未恢复之肠胃，与病邪团成一片，而不易解则确有理由，痢疾不戒口腹而死者，盖因此耳。故仲师列米粥于却病一条，及注案疟痢二证，若不能薄味，药虽对证，亦难应效。意在坚壁清野，恐乘食厚味而病邪再作也。倘正气大衰，胃腑虚极，不能胜邪，仍然禁其不食，正不敌邪，岂不危乎殆哉？

述痢疾治法（一）

　　自利不爽，腹中拘急滞下，小便短少者，盖由湿中藏热，至郁其气，而不得畅快其本性，滞于脏腑之中。人之赖以生存者，全在乎一气之转输。今气既滞矣，焉有不作滞下之理乎？滞下者，下而未遂，拘急不爽也。湿注大肠，阑门不分水，膀胱不渗湿，小便因之短少，主以四苓芩芍汤。四苓分阑门，通膀胱，决渎水道，使邪气不直注大肠；芩、芍分清宣气，预夺其滞下之路也。但乃初病之方，合夫若号泄泻者，如真精亏损，或久病伤阴者，切忌分利，则非所宜也。

四苓芩芍汤

茅术二钱　猪苓一钱　茯苓三钱　泽泻钱半　白芍三钱　枯芩三钱　广皮一钱　厚朴钱半　广香七分

述痢疾治法（二）

风寒暑湿杂感，寒湿迭作，表证盛，里证复急，腹不和而滞下者，盖由内伤水谷之蕴湿，外感时气之风湿，中虚之人，气为湿伤，内外俱急，活人败毒散主之。

活人败毒散

二活各钱半　茯苓三钱　川芎一钱　枳壳一钱　柴胡钱半　人参三钱　前胡钱半　桔梗一钱　粉草一钱

为末，姜汤冲服，每次二钱。以人参、茯苓为君，坐镇中州；二胡、二活、川芎从半表半里领邪外出，逆流挽舟；枳壳宣中焦之滞气；茯苓渗中焦之湿滞；桔梗开肺金大肠之闭结；甘草和中，不治痢之标，而治痢之源。凡初痢憎寒壮热者，非此不举也。如热毒冲胃而噤口者，忌用之。本方加陈仓米，名仓廪散，服法如前。

按：噤口有虚实之分。前方虚者固不可用，即实证、表证不重者亦不可用。若湿热壅塞不通，宜用丹溪人参黄连法；虚者当于理中等法求之。

述痢疾治法（三）

腹胀急痛，已成滞下实证者，当先以疏利大肠湿热为主，加减芩芍汤主之。

加减芩芍汤

白芍三钱　黄芩三钱　黄连一钱　厚朴二钱　木香一钱　广皮一钱

熬服。忌食油腻。肛坠者，加槟榔一钱；痛甚思便，便后痛减，并痛再便，痢白涎者，加附子一钱、大黄三钱；红滞者加肉桂一钱、炒大黄三钱，通利止服，不可过量；红滞而有宿血成块者，加归尾钱半、红花五分、桃仁一钱；有食积加楂肉一钱、神曲一钱；目黄、苔白微黄、湿重者，加茵陈三钱、通草一钱、滑石二钱。

述痢疾治法（四）

湿热内蕴，痞结中焦，神明内乱而滞者，主以泻心汤。消化痞结，湿行气通，滞下自止也。方见前。

述痢疾治法（五）

苔色灰黄，渴不喜饮，或饮水不多，小便不利，滞下红白者，乃暑湿伏气。不出自朝夕，三焦气机不通，不能以积聚施治，用辛淡行水渗湿，芳香开窍通气，湿化水行，水行气通，秽浊排泄，治其滞积之源，不期愈而自愈者，滑石藿香汤主之。

滑石藿香汤

通草一钱　猪苓一钱　滑石三钱　苓皮三钱　藿梗二钱　厚朴花钱半　广皮七分　蔻壳七分

述痢疾治法（六）

湿郁伤害中土，乘下痢再伤其正，痢后脱肛，急须恢复三焦决渎，而开支河，俾湿化痢止；否则易脾陷。五苓加寒水石主之（即五苓散加寒水石三钱）。久痢脾气下陷，而不能升提脱肛，不在例内，忌服之。

述痢疾治法（七）

痢久胃虚，九窍不和，阳明不阖，虚寒下溜，如屋漏难以收纳，人参石脂汤主之。

人参石脂汤

人参三钱　赤石脂三钱　炮姜二钱　粳米一合

服之效，而难速愈者，加粟壳三钱。

述痢疾治法（八）

白痢脉濡而细，小便清澈，腹满作胀者，乃足太阴脾寒之证。偏重于寒湿之凝滞，法宜温脏。勿施寒凉渗利，以再伤其腑，加减附子理中汤主之。

加减附子理中汤

白术三钱，炒　制附片二钱　炮姜二钱　云苓四钱　厚朴一钱

本方去甘草，以甘能令中满。凡痢疾，或湿温中满作肿胀，皆宜去之。以防其甘生湿热，而中愈滞也。本方不独湿困太阴之痢疾宜用，凡夏日伤食瓜果、冷水及冰类，立时病痢。湿重热少均不忌，盖夏日时令虽热，潮湿上泛，上热下湿，人感天地气交之中，易受暑湿，尤以小儿为最多。湿阻膀胱气化不运，小便或短或赤，亦不禁用。有食积加丁香、草果；痢涩不通加当归；腹痛加广香、白芍；呕吐加生姜、黄连少许；初起误于克伐，倍加人参。

述痢疾治法（九）

足太阴痢疾，自利不渴，甚则呃逆，乃土败之象，较为危险。上条虽云阴土为寒湿所困，而脏之阳尚存；此条则阳为阴伤，易阳绝毙命。急施守补之法，扶阳抑阴，附子粳米汤主之。

附子粳米汤 [①]

人参三钱　附片四钱　炙草一钱　干姜二钱　粳米一合

———————

① 附子粳米汤：《金匮要略》组成为"附子、半夏、粳米、甘草、大枣"。

述痢疾治法（十）

疟热郁久，内陷转痢，脾胃气虚，腹膨面浮，里急下坠，中亏伏邪。凡疟邪在经者多，较之痢邪在脏腑者少，可知痢重于疟，由疟转痢，至于内陷，乃由浅入深也，须于陷中升之使出，故遵喻氏逆流挽舟之论。主以加减小柴胡，从下而上，入深出浅。柴胡、黄芩两和阴阳之邪；人参、谷芽调补胃阳；归、芍、丹皮内护三阴；山楂行血分之滞；谷芽行气分之滞。气血两舒，自可转危为安也。

加减小柴胡汤

柴胡二钱 黄芩三钱 人参三钱 丹皮二钱 白芍三钱 当归三钱 谷芽三钱，生用 山楂一钱

述痢疾治法（十一）

春温内陷下痢，证为热重湿轻。温邪伤阴，易于厥脱，故以救阴为主。加减黄连阿胶汤主之。

加减黄连阿胶汤

黄连一钱 阿胶三钱 黄芩三钱 生地炭四钱 生白芍三钱 炙草一钱

述痢疾治法（十二）

气虚下陷，邪少虚多，偏于气分者，乃门户不藏也，加减补中益气汤主之。

加减补中益气汤

人参三钱 黄芪二钱 广皮一钱 炙草一钱 当归三钱 白芍三钱 防风五分 升麻五分

述痢疾治法（十三）

内虚下陷，湿热内蕴，里急腹痛，而成滞下者，乃仲景厥阴篇云热痢下重，脉右大左小者，加减白头翁汤主之。

加减白头翁汤

白头翁三钱　秦皮二钱　黄连一钱　黄芩二钱　黄柏一钱，炒白芍三钱

按：痢之为病，非通则涩。尤扼在有邪无邪，阴阳气血，深浅久暂，虚实之异，稍误必危。又痢由湿而病者，最禁柔腻滋润；或久痢伤阴，当摄纳阴液；或阴中阳虚，应当理阴，否则肾易孤绝，属下焦。考先贤滞下自利条中，均系下焦证，则痢疾似不应列入中焦篇。盖以病源起自中焦，为正本清源计。所以《金匮》有黄芩汤，以治太阳、少阳两经合病之下利，而开后世治痢之门。经谓治病求本一言，其义深也。

述痢疾治法（十四）

燥伤胃阴，正气虚极，有不能胜任药势时，以五汁饮或玉竹麦冬汤主之。希液充阳和，不犯中土，庶有主治之法。盖以缓其病势，而寻二步也。

五汁饮方见前。

玉竹麦冬汤

炒玉竹三钱　麦冬三钱，存心　沙参三钱　粉草一钱　扁豆三钱，生，存皮

气虚者改南沙参为西洋参；如外感湿热已尽，仍然枯燥，胃津难复者，日饮牛乳二杯以助药力。须熬开，滤渣服之。

述痢疾治法（十五）

燥证旁经无多，方法亦简。始用辛凉，继用甘凉，与温热相似。但温热传至中焦，有用苦寒者；燥证则喜柔润，最忌苦燥，断无用燥之理。如燥证下痢，气血两燔者，玉女煎主之；如湿热未退，或素有湿痹，燥气先作，竟成上燥下湿，燥之则肺愈炎，润之则脾愈困者，见湿温门中。

玉女煎汤方见前。

述痢疾治法（十六）

痢疾虽伏气夹新感而成病，能愈则愈，不治则死。如时愈时作，不分四季者，号休息痢，其主因由于中虚。然导火线，或借伤食、酗酒、动气、劳心不等，以治虚为主，治病为辅。补中汤，加荆芥炭、姜炭、槐花、秦皮主之。如痢鲜血，气不升提，急虑血脱时，则加赤石脂、粟壳、牡蛎、棕灰、高粱、乌梅、木瓜等药。酌量其所在而分别用之，尤酌量其因伤食、酗酒、动气、劳心，佐以相当攻伐之药。所谓补泻并施，以免伤正邪作，或纯补关门捉贼也。

论温病下焦

温乃阳邪，伤人之阴，得理之正，成为千古定论。故经谓：温病，阴虚之人也。盖以孤阴不长，孤阳不生，水以济火，庶能生存。阳旺阴衰，温易中之。温既病矣，阴必愈耗，由上而中，传达于下。或误治，或不及，均所以演其病势之传经与深入。肾主水，以制火；肾藏智，以通知觉。肾水枯竭，则肝木不得其养，而燥气遂作也。燥气炎发，上刑肺金，伤及血络纤维，难以下降生水，金水失其相生，即所以减少其化源，而成孤亢。故温热病之易神昏，神恍，齿黑，唇裂，甚则厥脱者，无一非由伤阴所致耳。又或中土气薄，过服偏寒偏热，不仅阴伤，脾气亦败，造成上热下寒之漏泄者，皆误中之演变也。每感于用药维艰，寒凉热补，无所措施，坐视其危者，举目皆是也。考诸古人气厚，为害较轻；时人气薄，为害特甚。先贤有鉴于此，特立温病下焦。多方阐述，造成专科，实救人广矣。

述下焦温病治法（一）

风温、温热、冬温、时疫（即温毒、瘟疫）病邪久羁阳明，或已下，或未下，或过用寒热，演成身热、面赤、口干、燥渴、舌燥，甚者齿枯、唇枯、齿黑、唇裂，六脉沉实者，仍可下之。六脉空虚洪大，手足心发热者，加减复脉汤主之。方见后。

按：温邪久羁阳土，阳土化燥，未有不伤克癸水者，不拘其已下未下，正气尚充分，脉势沉实而有力者，仍属实证，须下之以存津液。苟无结粪，脉细而弱，邪热轻，而虚热重者，不从事复脉，是竭其津液，而催其速死也。复脉汤复其津，以挽其阳，阴阳互生，自可转危为安也。再按仲师伤寒脉结代，以姜、枣、参、桂复脉之阳。今温病脉现结代，乃阳亢阴竭之象，不得再补其阳，以造成阴脱，意在用古法，而不拘用古方也。

述下焦温病治法（二）

温病误汗，津液被劫，心中震震动摇，神昏舌强者，盖以误汗动阳，心气伤而现震震之状，心液劫而感舌謇之象。急须复脉法以复其津液。舌上津回则生，如汗自出，中无所主，阴阳有脱离之象，复脉亦不及挽救者，则非救逆不可，以救逆汤主之。方见后。

述下焦温病治法（三）

温病少阴而耳聋者，与小柴胡汤必死。盖温病无三阳经证，只有阳明腑病，三阴脏证。脏乃藏精者也，温病伤精，三阴首当其冲。如阳明结，则脾阴伤而不行，脾胃相连，腑病累及于脏，理固然也；土实克水，影响少阴，故耳聋不闻；水枯木燥，影响厥阴，故目闭痉厥，乃由上而下，由阳入阴之道路也，急宜复脉汤以复其精矣。

按:《灵》《素》称少阳耳聋，竟至于死。经谓：肾开窍于耳，脱精耳聋。由于阳火上闭清窍，阳亢阴竭，不得上承，再以小柴胡升发少阳，其势必至下竭上厥，不死何待? 近年天道渐薄，人群禀赋亦薄，不仅误服小柴胡有厥脱至死之慨，或因误服其他升浮发散药，竟成终身耳聋哑子者，日必有所遇也。岂可不引以为戒乎?

述下焦温病治法（四）

劳心劳力，致病内伤，复感温热，六七日不解者，不可按温病原例，主以辛凉表里两解之法，亦须重在复脉也。

述下焦温病治法（五）

温病已与发汗，而不得汗；已与通里，而热不退。其为误汗、误下明矣。时已六七日，邪不为药所衰，邪正相争，脉燥盛者，须扶正以敌邪，正胜则生矣，重以复脉汤主之。

述下焦温病治法（六）

温病误用升散发表，脉现结代，甚则一息两至者，须依仲师救人以治病，重在救里，复脉汤主之。

述下焦温病治法（七）

汗下后，口燥咽干，苔黄舌赤，神倦思睡，乃肾水枯竭，难以上输，与以复脉汤。如在中焦，有此情况者，以邪气未深入下焦，与以益胃汤，而复其胃中之津液也。

述下焦温病治法（八）

温邪深入厥少两阴，盖少阴藏精，精以生长厥阴，而为温邪劫阴之总司，均主以复脉汤，因乙癸同源也。

加减复脉汤

炙草三钱　生地六钱　生芍六钱　麦冬五钱，存心　阿胶三钱麻仁三钱

加减救逆汤

即于前方内去麻仁，加龙骨四钱，生牡蛎八钱；六脉散大者，加人参二钱。

述下焦温病治法（九）

下后大便溏泄，或泻水如屋漏，一钟一两次，脉仍数者，非其人真阳素虚，必下之失宜，有亡阴之危。复脉汤滑润，足增其泻阴之力。急主以一甲煎。牡蛎单用力大，功能救阴涩便，且能清在里之余热。温热漏泻，非此不举。服之大便不溏，泻止，可再与一甲复脉汤。

一甲煎

生牡蛎二两，病重者可用至四两以上。

一甲复脉汤

即于加减复脉汤内去麻仁，加牡蛎一两至二两。

按：下焦劫阴，温邪深入之际，一见大便溏，不必待见其

漏泻，即主以一甲复脉汤，防其漏泻厥脱之弊也。温病漏泻，至唇缩露齿，眼珠深陷，脱阴暴厥，虽一甲煎重剂，亦难救济者，盖误于初步之忽略也。

述下焦温病治法（十）

少阴温病，真阴将枯尽，而壮火仍炽，心中烦躁，昼夜不得安睡者，乃阴亏实邪正盛，邪夹心阳，独亢于上，致心阴无地容留，阴阳分离，各自为道，烦躁不安，情势必然者，苟不从速使亢阳入于阴，阴能受阳之纳，则离死不远也，急以黄连阿胶汤主之。

黄连阿胶汤

黄连一钱　黄芩三钱　阿胶三钱　生芍三钱　鸡子黄一个

按：黄连、黄芩外泻壮火，内坚真阴；生芍、阿胶内护真阴，外抑亢阳，取其刚柔之义；鸡属巽木，而黄得心之母气，血肉有情，色赤入心，循环其心君生生不已之气，以奠安中焦，通心达肾，使亢阳入阴，而不相争也。

述下焦温病治法（十一）

温热夜行阴分而热，日行阳分而凉，邪气深伏阴分。热退无汗者，因邪不出表，自阴分而来，故归入阴分。非上中焦之阳热，乃邪气深入阴分，混夹气血之证也，以青蒿鳖甲汤主之。

青蒿鳖甲汤

青蒿二钱　鳖甲四钱　细生地五钱　知母三钱　丹皮三钱

述下焦温病治法（十二）

温邪深入下焦，六脉沉细而数，舌干，言语难以圆转，齿黑俨似枯木，不知人事，微觉手指瘈动者，急虑痉厥，不能待其厥而坐视其危，以复脉潜阳为先务，二甲复脉汤主之。

二甲复脉汤

即于加减复脉汤加生牡蛎八钱　生鳖甲八钱

述下焦温病治法（十三）

下焦温病，热深厥甚，六脉细促，心中憺憺大动，甚则急痛者，盖由肾水消耗几尽，难以养肝。肝风鸱张发痉，而失其心君本体，故憺憺大动而作痛也，三甲复脉汤主之。

三甲复脉汤

即于二甲复脉汤内加生龟板一两。

述下焦温病治法（十四）

热踞下焦，久而不愈，致毁肝液发厥，窜冲脉而为哕。阴阳两败，肝木横强转痉者，小定风珠主之。

小定风珠方

鸡子黄一枚　生龟板六钱　阿胶三钱　淡菜三钱　童便一杯冲

按：鸡子黄，黄属土，赤入心，交心肾，而济水火，以定内风；龟板补任脉，而镇冲脉；阿胶润五脏，补津液，而息肝风；淡菜生咸水，借以入肾，且外偶内奇，有坎卦之象，能补阴中之阳，其形翕阖，功专潜阳纳阴；以童便之浊清浊道，浊化清升，肝风自息。鸡子黄如珠，龟亦有珠，故汤名定风珠也。

述下焦温病治法（十五）

神昏痉厥，烦躁舌謇，统言为厥证。但有手足之分：邪在手经者，清邪为主，继以养阴；在足经者，养阴为主。苟邪热有余，壮热面赤者，继以清邪，须先分别宾主以施治，庶少遗误。又邪气深入，为时已久，肌肤指甲，或因误汗误下，色黑似溃，而发战欲汗者，阴阳两伤，极为危候，主以复脉汤加人参热饮之。病到此刻，调养之功，大过服药，须静养为重，少思寡言，最忌动气，方能收效于万一也。

按：温病深入下焦，真阴亏损，造成败证者，不外误表误攻，寒热失慎，先后失次。各原因有以致之，但施治纲领，重在养阴。分别之，则有先补阴，后搜邪；先搜邪，后补阴；或搜补并用者，又有先养阴，后扶阳，或阴阳两救者；又有补阴以退烧热，和退烧热以存阴液者。虽异之毫厘，而成败则差以千里。临证时必须心领神会，固于方，而不固于法，不难有得者。

述下焦温病治法（十六）

脉来无势，虚损之象，舌绛而如猪肝色，苔稀薄，或全无，时感绝脱之状者，真阴已失去八九也，急以浓重填阴之大定风珠主之。

上济手三阴，下安足三阴。俾上下交合，阴安阳附，着成一家，庶可避其绝脱也。

大定风珠方

生芍六钱　阿胶三钱　龟板四钱　麻仁三钱　北味一钱　生牡蛎五钱　麦冬五钱，存心　炙草二钱　鳖甲三钱　熟地六钱　鸡子黄两个

虚喘加人参；自汗加龙骨、人参、浮小麦；悸者再加朱砂拌茯神、远志。

按：壮热未退者，不得用定风珠、复脉汤；虚重实轻者，不得用黄连阿胶汤；阴亏发痉者，不得用青蒿鳖甲汤。

又按：心烦得汗而解，若正虚邪盛，而邪已深入下焦，或因下后里通，或服增液汤，邪正相争，而作战汗者生，战而无

汗者死。战者阳极似阴，战而不汗，不仅津液将尽，燥气尚可有余，以复脉汤加人参，助其正气，以送汗出表，能应效则可救，苟其人表尚未虚，则又须顺其自汗而解，再施补阴，勿先事骚扰之也。

述下焦温病治法（十七）

邪蓄血分，津枯口干，但不欲饮水，喜漱口以润其燥，大便色黑而易解者，有瘀血也。盖血凉则生新而色红，血燥则生秽结，瘀而色黑，急须去瘀以生新，犀角地黄汤主之。以犀角之灵异味咸，入下焦血分而清瘀热；丹皮泻血瘀中伏热；白芍敛肝生新；地黄消聚积而补肾水，为下焦蓄瘀之稳妥治法也。

犀角地黄汤

细生地五钱　犀角一钱　生白芍四钱　丹皮三钱

述下焦温病治法（十八）

小腹结硬如砖块，大便闭，而小解反自利，昼凉暮热，六脉沉细而坚实者，蓄血为害也。夫膀胱清气，用以化浊，既结硬，而小便反自利，可证明其非气闭，而为有形之结块也。夜热为阴，邪伏阴分，故昼凉，知为温热蓄血也。血瘀化燥，燥结大肠不润，宜乎大便闭涩，轻主桃仁承气汤，重主抵当汤，以通血分闭结，新陈代谢，然后调以养阴，病自愈也。

桃仁承气汤

大黄三钱　芒硝二钱　桃仁二钱　当归三钱　白芍三钱　丹皮三钱

抵当汤

大黄三钱　虻虫十个　水蛭五分　桃仁二钱

上二方熬服，病重非此不举，但若其人禀赋阴虚，或久病阴分过伤者，恐其行瘀力猛，生新不易而有顾虑时，可先加重养血药，丹参一两、生地炭八钱。庶不至演变而步亡阴绝脱之患也。

述下焦温病治法（十九）

过服清凉苦寒，热撤里虚，伤阳更甚于伤阴，脉势不仅不数，反细小无力而濡滞，下利稀水，或便脓血者，乃下焦虚寒之象也，桃花汤主之。

桃花汤

赤石脂八钱　炮姜五钱　陈仓米六钱

利甚不止，再加粟壳五钱、高粱三钱；气虚而喘者，加人参三钱；服之应效而难告愈，虚寒之状不减，再加黑附片五钱、天生磺一钱，再服。

述下焦温病治法（二十）

温病后期，六脉沉细如丝，无力而飘摇，亦有时现数，舌绛苔少，或全无，下利完谷不化，浮阳外溢，反身热者，桃花粥米汤主之。

按：温病虚损，舌绛苔少或全无时，均为阴阳几尽之候，但分别其偏阴偏阳，则以舌之肉色为标准。偏伤于阴者，肉呈猪肝色或猩红色；偏伤于阳者，肉呈土红淡色或粉红浅色，完谷不化，乃脾阳下陷，真火将息之象，纯系虚热鼓动，故脉数无苔，身热而不狂躁，稍缓于扶阳，必现阳脱也。

桃花粥米汤

人参四钱　炙草二钱　赤石脂五钱　天生磺一钱　白粳米八钱　炮姜三钱　冬术四钱　官桂一钱

上方熬服，如已现脱象，舌謇唇缩者，加龙、牡，倍人参，改官桂为黑附片、补骨脂。

按：一甲煎等方为下后伤阴清泻者用，此二方则为下后伤阳脱泻者用，当慎重施之。如因邪未尽而下利，或热结旁流，或热利后重，则各有专条，述之颇详，不在此列。又如湿温疟痢，有兼用升提者，或热邪过烈，阻止脾胃升降，而完谷不化者，更一例也，当于脉势苔舌证状，严加判别，庶不致误也。

述下焦温病治法（二十一）

温热少阴下利，胸满心烦，喉头作痛者，乃热不入少阴，下焦虚矣。温气逼液下走，故自利；少阴脉循喉咙，肾水枯，难以藏火，火行于上，出心络，而注胸中，故咽痛胸满心烦。皆由水不上承于心也，以猪肤汤主之。猪为水畜，其性咸寒，津注于肤，用以消除上浮之虚火，佐以白蜜，润心肝而和脾，以滋化源而培其母气，水火相济，上热除，下利自止矣。

猪肤汤

猪肤肉半斤，由皮下刮其肉，煮熟去渣，以白蜜四两冲服之。又烧热病，至一年半载而不退，形容消瘠，夜不安眠，惮恐演成虚劳，不可收拾者。按此法，以猪肤麻黄血余汤主之。用猪肤四两，煮半钟，去渣，吹去油，次纳生麻黄五钱，待沸二三次，吹去泡子，再以头发一支，开水洗洁，入煮三四钟，取其汁，每服一杯，烧热退，即止服。凡烧热能经年历月，非骨蒸阴虚者，乃邪气藏注于肌肤之下，致营卫不和，阳气难以发越也。借猪肤引麻黄入人之肤以逐邪；发为血余，能补血，同入肤，而杀麻黄之燥，填阴分之不足。余数次用之甚效，故特立以为学者之一助也。

述下焦温病治法（二十二）

少阴咽痛，不见自利、胸满、心烦等象者，主以甘草桔梗汤，甘以缓之，辛以散之。若发呕伤咽作痛，或生疮难言，声不出者，苦酒汤主之。水不济火，咽喉生疮，声难以出，用半夏之辛温，佐以鸡子白之甘润，开窍发音，苦酒治少阴水亏，借以引半夏入阴分以敛疮，劫除痰涎沸腾之阴火，而宣之下降也。

按：苦酒功能开胃行水，解毒敛热，局方消暑丸，用之煮半夏者，亦此义也。

甘草桔梗汤

生甘草二两　桔梗五钱

熬一二钟，去渣，分次服之，热微病轻，故采此轻剂。

苦酒汤

半夏二钱，纳苦酒中煮开，鸡子一个去黄，贮白于壳内，渗入苦酒一杯，封其口，煮熟，取其白，同半夏，以苦酒、白水各半和熬，开一沸，去渣含咽之。

述下焦温病治法（二十三）

妇女经前经后病温，燥渴干呕，脉数耳聋，大烧大热，十数日不解，邪陷而发痉者，竹叶玉女煎主之。

竹叶玉女煎

生石膏五钱　细生地四钱　麦冬三钱　知母三钱　炒牛膝二钱
鲜竹叶一把

按：女体多瘀，瘀滞血液不清，内乱不靖，外患乘之，故每于经期前后，染外邪而病温者最多。外邪未除，里热又急，十数日不急者，仍用辛凉解肌，兼清血分，治上中之未备。病邪已入下焦，兼有瘀血，故不忌牛膝之趋下也。

述下焦温病治法（二十四）

温邪深入血室，主以气血两解，邪气半去，而脉数如故者，护阳和阴汤主之。

护阳和阴汤

生芍三钱　炙草一钱　人参二钱　麦冬四钱　细生地五钱

按：女体大凡气血虚弱之人，用竹叶玉女煎，邪气半去，而不告愈者，须兼护元气，佐以清热，补泻并施，邪去正存，自然液充阳和也。

述下焦温病治法（二十五）

热入血室，邪去八九，夜暮发热者，主以复脉汤，但右脉较左脉为虚数，则不仅血亏，阳亦伤也。本方加人参以补气，可知其暮热乃营卫不和，气血两伤，不可当作实邪施治也。

加减复脉汤

即于前复脉汤加人参三钱。

述下焦温病治法（二十六）

妇女经至病温，十数日不解，神志昏乱，心烦舌痿，口渴饮冷，右脉长而左脉沉，证为蓄血。应重在逐瘀清血，加减桃仁承气汤主之；与前条气分邪重，与竹叶玉女煎，气血两解者不同也。

加减桃仁承气汤

大黄三钱　桃仁二钱　生地炭五钱　丹皮三钱　泽兰钱半　人中白钱半

上方熬服，候半日，能下瘀血，色黑色紫，神清渴解即止服，继以养血，不利可再服之。

按：热入血室，情势复杂，片言难以述尽，《金匮》载有五法：①寒热往来，适经水终断，恐其下陷，有用以升提少阳者；②经水初至，竟伤寒发热，昼安夜烈，神志昏花，言神见鬼，勿犯阳明，以演成阳土实证；③经水适来，中风寒热，脉迟，胸胀胁满，似结胸，谵语不息，全露热入血室，显无表证者，宜刺期门；④谵语，阳明病下脓血，头汗出，亦为热入血室，仍先刺期门；⑤同为一证，而夹有他邪，如痰涎上壅，昏迷不醒，当先化其痰，后泻其热。上述五条，虽同一证，而热入之轻重，血室之盈亏，和受病之远因及近况，情势至为复杂，不可拘于小柴胡一法也。热甚而血瘀者，与桃仁承气汤加丹参、归尾之类；血舍空虚而热者，与犀角地黄汤加木通、丹参之类；表邪未尽者，宜兼用之，借温通为使，予以桂枝红花汤加海蛤、桃仁之类；昏狂过甚，予以牛黄丸和清气化结之类。再观叶案，有气血两解之玉女煎法；热甚伤阴，有育阴养气之复脉法；又有护阴涤热之缓攻法。应依前案，周密分析，随证立法也。

述下焦温病治法（二十七）

温病愈后，嗽声无痰，夜不成寐者，由于素常气薄，一旦病温，过用苦寒攻伐，伤中停饮，胃气不和，故夜不成寐，胃为阴气下交之道路，中寒阻气不降，主以半夏汤。半夏逐饮和胃，高粱红白黄三色，禀金气以补阳明之不足，能渗饮安神，故服之立刻成寐也。

半夏汤

姜半夏八钱　高粱一两

按：温病失眠为最多，有阴虚不受阳纳者，有阳亢不入于阴者，有胆热者，有肝虚不藏者，有心气虚者，有心血枯者，有跷脉不和者，有痰饮扰心者，须各察势以立法，不可拘于一案也。

服前方饮退得睡。舌滑，饮食不进者，以胃腑虽和，而营卫未和耳，故以前方合桂枝汤，调和营卫，阳复食自进也。

半夏桂枝汤

前半夏汤合桂枝汤便是。

又按：温解身冷而脉迟，冷汗自出者，以阳虚之人，邪热初退，易感此象，主以桂枝汤和营卫，恢复其阳气也。

述下焦温病治法（二十八）

温病愈后，中气伤损，面色黄瘠，精神萎弱，口淡不思饮食，脉弦而迟者，阳气虚矣，小建中汤主之。建其中阳，则饮食增进，而诸阳自复也。

小建中汤

白芍四钱　桂枝二钱　炙草一钱　生姜三片　大枣二枚　麦芽糖一两，冲服

按：温病虑涸其阴，故病后以养阴为主，湿气伤阳，病后阳虚，当以扶阳为主。热病解后，身凉脉平，稍有余邪者，主以甘温，不可妄与参、芪、姜、桂，助其余邪复燃。苟禀赋阳虚，或病中过服寒凉，邪去正阳更衰，不扶其阳，则阳气易绝；病来速解，原气无大损伤，不必调理以药，待其饮食恢复足矣；病来若重，且以攻表失宜，寒热失慎，殃及正气过甚，外感迭作，易演变而成虚劳内伤，则全赖医家之擅补其过耳。救阴救阳，不可偏见任性，须确定阴阳以用药，故中焦列益胃、清燥、增液等汤，下焦列复脉、三甲、五汁等法以复阴，更列建中、半夏、桂枝等法以扶阳，特为过服凉药者以救济也。

再按：湿温伤中过甚，虽建中汤亦难以恢复其中阳，皮毛不固，容易自汗，常感外邪者，急应治本，扶正以坚卫表，使邪气不易外入，乃为正当之主治，黄芪建中汤主之，即于建中汤加黄芪为君，以实表敌邪也。

论下焦暑温及伏暑

肾为下焦，主五液而恶燥。暑气伤人，首中心肺，其气升，能助心阳亢热于上，枯涸肾水不供于下。心主火，暑为热邪，二火相搏，水不能济，故伤暑而易消渴者，盖因此也。考先贤治暑病，以苦寒泻壮火，使津不为热燥，以酸生津，再合酸苦为阴，以色黑沉降之品救肾水，养水药其味必甘，再合酸甘以化阴，庶夫消渴可止也。且肝主筋，受气于肾，肾阴既为温热所伤，则筋无所秉受，故麻痹也。包络与肝同属厥阴，而主风木，暑先入心，易犯包络，风火相搏，其不麻痹者几希。苦寒泻克水之火，酸得木气之先，以补肝之正，滋药补水以柔肝，增液自能息肝风，开暑邪之出路，则麻痹自止也。

述下焦暑邪治法（一）

暑邪深入少阴消渴者，连梅汤主之。入厥阴麻痹者，亦上方主之。心热烦躁神昏者，先予以紫雪丹，再主以上方。

连梅汤

黄连一钱　乌梅二枚　寸冬三钱　生地三钱　阿胶二钱

如脉洪大而芤者，加人参三钱。

述下焦暑邪治法（二）

邪入厥阴，消渴舌灰，心下结硬，类似板实，烦躁吐蛔，恶寒发热，下利血水，上下格塞，甚则声音全闭者，椒梅汤主之。

椒梅汤

黄连一钱　黄芩三钱　干姜二钱　白芍三钱　乌梅二枚　人参二钱
枳实一钱，炒　半夏三钱，姜炒　川椒五十枚

上方熬服。盖由土败木虚，邪乘正虚愈炽，乃危候矣，以酸苦泄热，扶正祛邪也。

述下焦暑温治法（三）

暑温误治，致正气伤于药，邪踞中焦，蔓延及下，气塞填胸，固结不解，躁乱口渴，清浊难分，攻补碍施，主以来复丹，乃旋转清浊妙法也。

来复丹

太阴元精石五钱　洋硫黄五钱　硝石五钱　橘红二钱　五灵脂二钱　青皮二钱

按：少阳为生气所出之脏，上实下虚，则阳气易耗，而生气易竭。本方来复于下，力能挽下虚已陷之阳，故曰来复。元精石至阴，洋硫黄至阳，一为水之精，一为火之精，寒热相配，阴阳相济，有扶危救逆之特效；硝化硫为水，且能佐元、硫以降逆；灵脂入肝，引经之力最速，传送三石内走厥阴，外达少阳，旋转阴阳之枢纽；欲纳其气，必先降其滞，故以橘红、青皮为使，而作肝胆之向导也。

述下焦暑温治法（四）

暑邪久伏，而入下焦，真阴过耗，食不甘，寝不安，神志昏花者，当以复阴为主，但元气亦伤，阴阳两败者，必阴阳两救，三才汤主之，取天地人之义也。

三才汤

天冬三钱　生地五钱　人参三钱

熬服。重在复阴，加麦冬、北味；重在复阳，加云苓、炙草。

述下焦暑温治法（五）

湿温伏暑胁痛，恶热不恶寒，或竟寒热往来似疟疾，或咳嗽者，盖其人湿热体质，乘时令病伏暑，积饮胁下而成胁痛之证，即《金匮》谓水停肝，宜用十枣。因水邪久积于里，非峻攻之难愈。今感时气之邪，新水与里湿相搏，其根未坚结，十枣过峻，主以香附旋覆花汤。如误施小柴胡，不但促其传经，且阳因一误而致不可收拾。服之应效，而难痊愈时，继以控涎丹。香附、旋覆花性窜，通肝络而逐胁饮；苏子、杏仁降肺化饮，建金以平木；二陈消痰饮之正；茯苓、苡仁开太阳而阖阳明。凡治水必先实土，既导其湿之源，再开其支河，用得其所，一二剂即愈。苟误治，或有过不及，使水无出路，久居胁下，易酿成悬饮内痛之证，为害非浅也。如伏暑蓄血，热入血室，与温热同法，参看温热条内。

香附旋覆花汤

香附三钱　旋覆花二钱　苏子二钱　广皮钱半　半夏三钱　茯苓四钱　苡仁五钱

熬服。腹满加厚朴，痛甚加降香。

控涎丹

甘遂　大戟　白芥子

各药为末，神曲糊丸，梧子大，姜汤下，每服八九丸，壮者加倍，弱者减半。

按：痰，阴病也，用苦寒以治阴，所谓求其属以衰之；以脏而言，则肾属水，气寒味咸；以经而言，主火，气热味苦，故苦寒亦为水之属，不独咸寒也。且真阳藏之于肾，故肾与心并称少阴，而并主火也，知此理，则明用苦寒与咸寒之法矣。泻火之有余，宜用苦寒，寒能制火，苦从火化，正治之中，亦有从治；泄水之太过，用苦寒，寒从水气，苦从火味，从治之中，又有正治，所谓水火各造其偏之极，皆相似也。苦咸寒治火之有余，水之不足，为正治；亦有治水之有余、火之不足者，如介属芒硝，并能行水，水行则火复，乃从治也。

论下焦寒湿

土为杂气，水乃天一所生，无处不合，其在人身也。上焦与肺合，肺主太阴湿土之气。肺受湿，则气不化，向之火克金者，今反为水克也。其在中者与脾合，脾主湿土之质，为受湿之区，故湿病以中焦为最多也。上中不治，其势流于下焦，而与少阴癸水合。《易》曰：水流湿。《素问》：湿伤于下。可知湿之质即水也。焉有不与肾水相合之理乎？邪水旺，则正水亏。正不敌邪，邪愈旺也。夫肾之真水，生于一阳，坎中满也，故治少阴之湿，重在护卫肾阳，助火以生土。肾与膀胱为表里，泄膀胱之蓄水，从下治，所以固肾中真阳也；脾为肾之上游，升脾阳，从上治，亦所以不没肾阳也。其病厥阴也尤难，盖水以生木，水太过，则生之者，反转而杀之也。木无生气，则失其疏泄之能。经云：风湿交争，风不胜湿。可知湿土太过，则风木亦有不胜之时，故治厥阴之湿，以复其风木之本性，使能疏泄之也。若湿郁过久，伤者真精真气，而蓄者湿热燥气，湿与精同为阴，燥与气同为阳，所异者真伪耳。真者已败，伪者有余。养精生湿，而水愈泛，利水伤精而更枯。扶阳则虚气愈炎，润燥则阳气愈陷。束手无策，坐视其危者，莫不由于失治，而不明伤寒温热之义也。《伤寒》一书，原为伤寒而设，何能按之以应四时无穷之变？温热类及四时杂感也，如春温、夏热、秋燥、冬寒，各有其不同之渊源。春夏秋所伤者阴液，学者预知此理，注意于微，何至有精竭人亡之虑；伤寒者，寒伤阳气也，学者能预护于先，自可免寒化热而伤阴之患，水负火而难救之虞。倘使有所受伤，亦知何者当护阳，何者当护阴。或有轻重之分，先后之异，能备知细末，则可超必胜之神妙。所以温热类中，值得学者注意者，推湿温一证。

盖土为杂气，寄旺四时，藏垢纳污，无所不受，推其错综变化，不胜枚举。在上为伤寒，在下为内伤，在中为外感或内伤，而人之受病，有外感内伤之不同，其变证也。更有湿痹、水气、咳嗽、痰饮、黄疸、肿胀、疟疾、痢疾、淋证、带证、便血、疝气、痔疮、痛脓之悬殊。较之风火燥寒为复杂奇异，苟非条分缕析，精理于微，未有不张冠李戴，而误人性命者矣。

述下焦寒湿治法（一）

湿伏少阴肾经，久治不愈，苔白腐朽，浮肿身痛者，鹿附汤主之。盖督脉根于少阴，鹿茸补督脉之阳，督脉总督诸阳，此阳一升，则诸阳听命；附子行十二经，走而不守，补肾中真阳；佐以菟丝子，升发少阴，凭空行气，则身痛自休；草果温化太阴独胜之寒湿，以醒脾逐秽，地气能上蒸，则天气之白苔自化；茯苓淡渗，佐以附子，及草果之实，又能下达，开膀胱以决渎三焦，水行就道，浮肿自愈矣。

鹿附汤

鹿茸二钱　附片四钱　草果一钱　菟丝子三钱　茯苓五钱

述下焦寒湿治法（二）

寒湿久伏，脾肾两阳伤极者，安肾汤主之。萎弱不振，肢体麻痹，痔疮下血者，术附姜苓汤主之。

安肾汤

鹿茸二钱　胡芦巴三钱　补骨脂三钱　韭子一钱　大茴香二钱
附片三钱　茅术二钱　茯苓四钱　菟丝子三钱

术附姜苓汤

生白术五钱　厚附片三钱　白干姜钱半　云茯苓五钱

按：痔疮下血，有寒湿热之分。本篇特立寒湿痔疮下血
者，以与热湿痔疮下血对照。恐误用槐花、地榆之遗害也。

述下焦寒湿治法（三）

小肠寒湿，久滞不化，致便后下血，最为普遍。依前条主
治，施以纯阳，不免失之过刚，若改以滋润，又恐失之过柔，
结聚愈深。故以刚柔相济，刚药健脾渗湿，柔药坚肝肾而挽丧
失之阴血，特立黄土汤以多增一门径也。

黄土汤

炒白术五钱　生地炭五钱　制附片四钱　甘草梢一钱　阿胶
珠三钱　枯黄芩三钱　灶黄土四钱

述下焦寒湿治法（四）

经云：秋伤于湿，冬生咳嗽。盖以长夏湿土之气，介于夏
秋之间。寒湿内伏，于秋令冬寒外加，而病竟作。脉紧无汗，
身痛恶寒，气紧喘咳而痰稀苔白而滑腻，胸满不欲饮水，腹中
微胀微痛，甚则隔塞不得安睡者，小青龙汤主之。如有汗而脉
数者，本方去麻、辛主之。大汗者，倍桂枝，改干姜为炮姜，
再改麻黄为麻黄根主之。

小青龙汤

生麻黄绒钱半，吹去灰　粉草一钱　桂尖二钱　生芍三钱　五
味五分　干姜二钱　半夏三钱　细辛一钱

上方熬服。考麻黄能汗之功在皮，即捣吹其灰，是杀其势也。再先煮半钟，滤去泡子，而令纯熟，后纳诸药，久熬溶和，则更较为妥善。

按：喘咳痰稀，不欲饮水，胸满、腹胀、苔白，断为伏湿痰饮所致。以脉紧无汗，知为感寒而发，故用仲师甘酸辛温之小青龙汤，外去寒，而内逐饮。如自汗脉数，则为感风而发，不可再行误汗以伤阳，使饮邪乘伤阳而愈泛，故去麻、辛，倍桂枝以安表，而和营卫。汗甚则以麻黄根实表，而收有余之汗。麻黄色灰白，中空，露于空间，行太阳之表，以表汗；根色黄，内实，藏于土中，有归束之义，既过汗，太阳主气必伤也，借以归束太阳之气，以实表，表实，汗自止矣。大汗改干姜为炮姜，以干者辛而烈，其性急；黑者苦而降，居中而缓，避其辛烈之味者，即所以避其出汗也。细辛，辛香气雄，走络最急，得麻黄，则势如火上加油，汗多者急宜去之也。

述下焦寒湿治法（五）

息促喘嗽，吐稀涎，脉洪而数，右大于左，音哑者，是为热饮。《金匮》谓痰饮为阴邪，重在温化。偶有一二须辛凉乃能解，是例外也。息促不和，病邪在上，咳嗽痰稀，知非痨伤，证为饮邪隔拒，心火壅遏也，主以麻杏石甘汤。既云病在上，而立入下焦者，盖由三焦失决，膀胱失运，阻止清气和畅。金受邪克，金气不能下达，肾水不能上行，失其循环也。观其病之结果在上，而远因在下也，故仍宜下焦。麻黄走肺，兼入膀胱，石膏体重气轻，行上达下，兼入三焦，导浊气下降，领清气上行，则饮邪自然就道矣。

麻杏石甘汤

麻黄二钱，为绒　杏仁三钱　石膏四钱，生　生草一钱先煮麻黄绒，吹去泡子，再纳诸同熬。

述下焦寒湿治法（六）

支饮上潮胸膈，阻止肺气不得下降，呼吸不灵，非急用破癥瘕、通聚积之重剂，使水道调达，以复化源，易为大害也。葶苈大枣泻肺汤主之。

葶苈大枣泻肺汤

葶苈五钱　大枣五枚

按：葶苈性慓悍，水饮急，非此不举。恐伤其脾胃中和之气，故以大枣中和之。缓急相通，苦甘相济，服之水衰停止，不可过服也。

又按：《金匮》姜、桂辛热，服之当渴，反不渴者，知为饮病也。吾人即以不渴定为饮病。又云饮在肺，其人必渴者，何谓也？盖以饮邪壅遏，津水不能上潮，亦有作渴者矣。若误以口渴而妄投石膏、知母、花粉，不识病情，为害必深。盖火咳无痰，痨咳痰胶，饮咳痰稀，兼风寒则难出，不兼风寒则易出，深则难出，浅则易出。渴者重用在辛，上焦加干姜、桂枝，中焦加枳实、广皮，下焦加附片、生姜。病在上，郁遏金气不能清肃下降，夹心火上升以烁咽。渴欲饮水，饮水不化，势必愈渴愈咳。既知为饮，辛亦无碍，故不忌干姜、桂枝也；病在中，饮停心下，郁遏心气不降，格拒足少阴真精不能上潮，故干咳，咽干作渴，以广皮逐饮，枳实急通幽门，使水饮下行，而安脏气，各司其职，自然不渴不咳也；病在下，水郁膀胱，格拒真水不能外滋，且水饮旺一分，则真水必亏一分，真水藏肾而恶燥，肾脉入心，而转入于肺，再从肺系上循喉咙，凡人之不渴者，全赖此脉之通调，以开窍于舌下廉泉、玉英，今下焦积浊水，以伤其真水，故亦渴也，合附子、生姜，而为真武之法，以北方之药，而补北方司水之神，使邪水外泄，真水滋生，则渴与咳，不期愈而自愈也。据此可知饮家不渴者病轻，渴者重，恰与温热渴者轻，不渴者重，成为对象也。

述下焦寒湿治法（七）

饮家阴吹，脉迟而弦者。《金匮》谓阴吹正喧，盖以胃中津枯，致大肠不润，气不后行，逼走前阴，重在滋润。俾津液充足，浊气流行，则仍归旧路矣，是乃限于阴亏所致。若饮家阴吹，则大谬不然，不可固执《金匮》之说也。盖痰饮盘踞中焦，而感不饥、不食、不寐、不便，脉不数而迟弦，知为津液积聚胃口，而非干枯。故曰九窍不和，皆属胃病，须峻通胃口之津下降，则大肠润泽，病自退矣，橘半桂苓枳姜汤主之。

橘半桂苓枳姜汤

半夏四钱　枳实二钱　广皮二钱　桂枝二钱　茯苓三钱　生姜三片

述下焦寒湿治法（八）

暴感寒湿，寒热往来，竟成疝气，脉弦而速，苔白而滑，或无苔，不渴，脐下及胁下作痛者，盖由肝虚，抑素有郁结，抑暴怒伤肝，适感寒湿，而病斯证者，乃表里俱急之象也，宜用表里两解之法，椒桂汤主之。以椒、茰、茴之芳香化浊通气，直入肝脏之里；以柴胡领少阳之邪出表，病在肝，而治其脏；再以桂枝协助柴胡，病在少阴，而治其太阳，遵《内经》病在脏，而治腑之义也，况有寒热往来之表证，用之尤为适当矣；佐以青、陈，从中达外，而伐肝邪；良姜温化下焦之里寒，急驱寒湿，使无留滞也。

椒桂汤

桂尖三钱　良姜一钱　柴胡三钱　小茴二钱　广皮二钱　吴萸二钱　青皮钱半　川椒四十粒

述下焦寒湿治法（九）

寒疝，脉弦紧，胁下偏痛而发热者，乃邪居厥阴，表里俱急。弦为肝郁，紧为里寒，胁下偏痛，肝胆经络，为寒湿所搏，郁结血分作痛也。发热者，胆藏于肝，肝经郁热移于胆也，以大黄附子细辛汤主之。附子温里通阳，细辛散寒湿而暖水脏，但恐肝胆无出路，借大黄以消胃腑而为出邪之路。且大黄、附子均行十二经，走而不守，大黄行阴分，附子行阳分，尤妙在苦辛并用，则能降能通，通则痛定而愈也。

大黄附子细辛汤

大黄五钱　附片五钱　细辛一钱

按：寒疝情势复杂，难以尽述。如遇脐下作痛，掣及胁下或睾丸均痛，而难忍受者，乃寒湿容于肝肾小肠也。急须温通肝木，重开太阳，使木调气通，气通湿化，且升发太阳清气以行阴化浊，浊化清升，水行就道，自然天朗气清，而普照光明也，天台乌药散主之。

天台乌药散

台乌二钱　木香一钱　小茴二钱　良姜钱半　青皮钱半　川楝二钱　巴豆七粒　槟榔钱半

本方巴豆，打破为末，炒川楝子，待黑味透，去巴豆渣，存性同熬服之。痛定止服。

论湿温

夫肺开气化之源，而藏魄；膀胱主气化，以分清浊。湿热久郁下焦气分，金水化源气减，故易影响健康，而成瘠弱。太阳清气，难以运行于卫表，故易神昏头眩。万物无水不生，无太阳不长。浊气弥漫，三焦失决，竟令五脏暗无天日，所以湿热之困人最深，而影响极大者。以湿为体，生易而解难也，故治湿有升，有降，有苦，有泄，有渗，有利，意在湿化气通，气通阳和，水行就道，病自愈也。

述下焦湿温治法（一）

湿温弥漫三焦，久而不解。神昏窍闭，少腹肿硬，大便闭塞者，下焦湿郁气分也，宣清导浊汤主之。

宣清导浊汤

猪苓三钱　茯苓五钱　寒水石四钱　蚕沙三钱　皂荚子二钱

按：本方能升能降，以猪苓之苦泄滞，淡渗湿，合茯苓之甘以益土通气；寒水石色白性寒，其体重坠，由肺直达肛门，清热宣湿；蚕沙化浊中清气，凡动物死后必腐，僵蚕不腐，得清气之正，故其粪色不变，质不臭，经水之淹没不化，能走浊道而全清气，下达小腹，以正病人之不正，生化最速；皂荚子性燥辛咸，入肺与大肠，能燥湿消暑，通上下关窍，子能直达下焦，通大便之虚闭外出。二苓寒水化无形之气，蚕沙、皂子逐有形之湿热，故其义深也。

述下焦湿温治法（二）

湿凝气聚，三焦俱闭，大小便不通者，半硫丸主之。

半硫丸

石硫黄　姜制半夏

二味等分为末，大如梧子，白汤每服一二钱。按二便闭塞，有热结寒凝之异。如有形结热之燥，用大黄以濡胃，固属正理。若湿阻无形之气，则非温补通阳，难以宣化。硫黄热利大肠，半夏能入阴以胜湿下气，三焦开，二便自利矣。

述下焦湿温治法（三）

湿热久郁肠胃，且伤及肾阳，下注肛门，气闭而坠痛，舌苔腐白，不喜饮食者，术附汤主之。

术附汤

茅术三钱　人参二钱　厚朴二钱　炮姜三钱　广皮二钱　附片四钱

按：此证有寒热虚实之异，本条原为寒湿所闭而气虚者设，故以参、附峻补肾中元阳之气；姜、术复中土而健运化；湿凝则气易滞，故以橘、朴行浊湿中之滞气。浊行闭通，虚复胃开，自然食进，坠痛止也。

述下焦湿温治法（四）

湿热郁久成疟，因疟过伤气血，竟成痨病者，谓之痨疟。阴虚而痛，阳虚而胀，胁有疟母，正虚邪盛，证本气血两伤，遵《内经》痨者温之，主以加味异功汤。使气血相生，痨疟自愈也。

加味异功汤

人参三钱　当归三钱　肉桂一钱　炙草一钱　茯苓四钱　白术二钱　大枣二枚　广皮二钱　生姜三片

按：疟母结胁成块，久而不化，正气必虚，清阳失其运转之机，浊阴窃生盘踞。气血互为循环，气闭，则痰凝血滞，块势因之坚结。胁下乃厥阴、少阳所过之地，本疟不离夫肝胆之义，故二经为枢纽。久困则失转枢，结块居于所部，谓之疟母，以其由疟而病，发无已时也，宜鳖甲煎丸主之。

鳖甲煎丸

鳖甲钱半　乌扇三钱　黄芩三钱　柴胡六钱　鼠妇三钱　干姜三钱　葶苈一钱　石韦三钱　厚朴三钱　大黄三钱　白芍五钱　桂枝三钱　丹皮五钱　瞿麦二钱　紫葳三钱　半夏一钱　人参一钱　䗪虫五钱　阿胶三钱　蜂巢四钱　赤硝钱半　蜣螂六钱　桃仁二钱

各药为末，依法为丸，大如梧子，空心服五六丸，日二服。

述下焦湿温治法（五）

太阴三疟，不渴、呕水而腹胀者，系深入脏真之痼疾，往往经年不愈，证应脾胃，主以温脾汤。草果温化太阴独盛之寒湿；厚朴消胀；呕水乃胃寒，生姜降逆，辅以茯苓，渗湿而养正；常山急走疟邪，导以桂枝，外达太阳也。

温脾汤

草果一钱　桂枝二钱　茯苓四钱　厚朴二钱　常山根二钱　生姜三钱

述下焦湿温治法（六）

少阴三疟，久而不愈，形寒嗜卧，脉微细而舌淡，内疟至不渴，阴阳两败者，主以扶阳汤。

扶阳汤

鹿茸钱半　附片五钱　人参二钱　桂枝三钱　当归三钱　常山根二钱，炒

述下焦湿温治法（七）

厥阴三疟，日久不已，劳则发热，或有痞结，气逆欲呕者，盖以厥阴邪犯阳明。邪不深，不成三疟，既久不已，阴阳

两伤，劳则发热者，阴气伤也。痞结者，阴邪也。气逆欲呕者，厥阴犯阳明，阳将惫也。主以乌梅丸法。刚柔并用，柔以救阴，而顺厥阴刚脏之体，刚以救阳，而充阳腑之体也。

减味乌梅丸法

半夏三钱　黄连二钱　干姜两钱　吴萸钱半　茯苓二钱　桂枝二钱　白芍三钱　乌梅二枚　川椒四十枚

论下焦痛痢

湿热久郁，或因时令，再伤暑邪，混结下焦气血两分，竟成疟疾，更由疟转痢。有偏阴，偏阳，偏刚，偏柔之异。或宜补，宜泻，宜通，宜涩之别，且治从少阴，或厥阴，或阳明，其证之复杂多门，实难备载之也。本论特立之者，以疟疾关系湿温及暑温至巨，而明疟痢之起，原于暑湿，略述其大概，而归诸统系也。

述疟痢治法（一）

酒客久痢，饮食不减，知其病尚未伤脏真胃土。酒客湿热下注，故以风药之辛胜湿。而病在肠，以苦入肠，借芳香之气，以升发脾阳，悦脾燥湿。若能清热渗湿，俾湿热去，清阳上升，痢自止矣，茵陈白芷汤主之。

茵陈白芷汤

茵陈二钱　白芷钱半　苓皮三钱　黄柏二钱　藿梗二钱　秦皮三钱

述疟痢治法（二）

老年病疟痢，久而伤及脾肾两阳。便溏滑泻，痢势如破竹，无腹痛肛壁气胀等证，乃虚多邪少之象矣。上条酒客久痢，脏真未伤，湿热且重，故虽日久，仍以清热祛湿为主。此条则脏真已伤，湿热无多，再以年老，恐其脾肾两绝耳，故以补脏固真为主治，双补脾肾汤主之。

双补脾肾汤

人参二钱　山药三钱　云苓三钱　莲子三钱　芡实三钱　补骨脂三钱　苁蓉二钱　山萸二钱　巴戟四钱　五味一钱　菟丝子三钱　覆盆子三钱

述疟痢治法（三）

痢久小便不通，恶食思呕，盖由阳而伤及于阴；阴液枯涸，故小便不通；脾胃两阳均败，故恶食思呕，加减理阴煎主之。

加减理阴煎

熟地五钱　生芍三钱　附片五钱　五味一钱　炮姜三钱　茯苓四钱

述疟痢治法（四）

痢久生瘀，腹不痛而肛门气坠。既生瘀，而腹反不痛，故初无其他积滞，但气分之湿热，因久郁秽血，血液不清，所以痢而有血瘀下坠也，主以断下渗湿汤。

断下渗湿汤

樗根皮五钱，炒　茅术二钱　黄柏二钱　地榆钱半　楂肉二钱　银花三钱　赤苓三钱　猪苓钱半

述疟痢治法（五）

痢下无度，肢厥脉微，饮食不进者，盖由关闸不藏，阳气将脱也。故急须涩阳明阳分，桃花汤主之。方见前。

述疟痢治法（六）

痢久，阴阳两败，气陷肛坠，而尻酸者，肾虚津液消亡之象也。宜涩少阴阴分，地黄余粮汤主之。

地黄余粮汤

熟地一两　禹余粮八钱　北味一钱

述疟痢治法（七）

痢久，下虚不固，而滑利，难以运化谷精者，三神丸主之。

三神丸

五味一钱　补骨脂五钱　肉果二钱

按：滑利为脾肾两阳虚极，难以运化谷精。人之所以生存者，在此运化耳。既失之，关系最为重大，故温补肾阳，兼收其阴，而阻滑脱之患也。如伤阴分过甚，口干口渴，发热咳嗽，无湿热之患者，须以救阴为急务，人参乌梅汤主之。

人参乌梅汤

人参二钱　莲米三钱，去皮炒　炙草一钱　乌梅二钱　木瓜二钱　山药四钱，炒

述疟痢治法（八）

痢伤阴阳，肛门小腹，均感下坠，腰胁疼痛，不能坐站者，盖由痢下伤寒脏腑，及经络过甚，总以参茸汤主之。

参茸汤方

人参二钱　鹿茸二钱，冲　附片八钱　当归三钱　茴香三钱　菟丝子四钱　杜仲五钱

按：本方痢后阴阳两伤者宜之。参补肺脾；茸补两肾；

归、茴补冲脉；菟、附升少阴。四药行阴行阳，而不偏造，再加杜仲之体断而丝不断，为肝肾专药以续之，使八脉有所权，肝肾有所养，气血充分，则自坠身痛止也。若仅腰胁痛而不坠，偏于伤阴甚者，宜本方去附片，加补骨脂三钱、天生磺五分冲服主之。

述疟痢治法（九）

痢后伤损厥阴，致厥阴虚逆，上犯阳明，逆气撞心而作痛，饥不下食，食则发呕而腹痛者，乌梅丸主之。

乌梅丸方

乌梅二枚　细辛一钱　干姜一钱　黄连一钱　当归三钱　附片三钱　桂枝二钱　人参二钱　黄柏三钱　川椒四枚

按：本方刚柔相济，仲景厥阴篇中，谓治木犯阳明之吐蛔，又云主治久痢，但久痢之证不一，亦非绝对者。大半木犯阳明之疟痢，则宜以本方而化裁之。柔则加白芍、木瓜之类，刚则加吴萸、香附之类。每不用桂枝、细辛、黄柏者，又按泻心汤寒热并用。而乌梅丸则寒热中并兼有刚柔，泻心治胸膈病，不纯在厥阴，以肝脉之络通胸耳。乌梅丸则治厥阴，兼护阳明、少阳之全剂也。

述疟痢治法（十）

休息痢历年不愈，阴阳并虚，正气不能收涩，而浊气凝聚小腹，有似癥瘕者，参芍汤主之。

参芍汤

人参二钱　白芍三钱　附片四钱　茯苓四钱　炙草一钱　北味五分

按：休息痢时作时止，故名。古称难治者，以受暑、湿、水、谷、血、食之邪过重，而精气已伤，演成积滞、腹胀、腹痛之实证。休息痢者，碍于寒热攻补，不可极造其偏，当用此法温补通络，以去隐伏之邪，但须痢久滑泄太过，下焦阴阳两败，气结类似癥瘕者宜之。若虚中实证，而在攻下之阶，又苦于不能用者，则攻补兼施，中下并治。或以丸药缓治之，待积尽而后温补，以避关门捉贼之害也。

述疟痢治法（十一）

噤口痢，肠胃逆阻，热气上冲，大小腹急痛者，白头翁汤主之，但非热证之重者，则不可投服也。白头翁汤方见前。

述疟痢治法（十二）

噤口痢，左脉细数，右脉弦者，加减泻心汤主之。但须现干呕腹痛，里急后重，积下不爽者宜之。为治噤口痢偏于湿热之实证，温热蕴里，故脉细数。木乘炎气而上逆，故脉弦。本方补以运之，辛以开之，苦以降之。楂肉克血积；木香通气积；白芍收阴，平肝化土；热极生秽化毒，银花功败热毒，方义深矣。

加减泻心汤

黄连一钱　黄芩三钱　干姜二钱　银花三钱　楂肉一钱　木香一钱　生芍三钱

述疟痢治法（十三）

心烦恶呕，积少不饥，腹内微痛，脉弦形衰，苔白不渴者，加味参苓白术散主之。本方为治中焦虚甚而邪轻之法也，积少痛微，故知邪少。苔白者无热，形衰不渴不饥不食，则知胃关闭矣。脉弦者，血虚不能养木，木燥气弱，阴阳俱败也。采叶氏治虚多脉弦之噤口痢法，故主以参苓白术散之加味汤方，义在仿仲景诸虚不足，调以甘药也。

加味参苓白术散方

人参二钱　白术三钱　茯苓三钱　扁豆四钱　苡仁四钱　桔梗二钱　砂仁二钱　炮姜二钱　豆蔻一钱　炙草一钱

上方为末，米汤冲服钱半，日服二次，邪重虚轻者则非所宜也。

述疟痢治法（十四）

噤口痢，胃关闭塞，由于肾关不开者，肉苁蓉汤主之，乃治下焦邪少虚多之法也。盖噤口日久，有责在胃上，上条是也。间有由于肾关不开，而胃关愈闭者，则当以下焦为主矣。

肉苁蓉汤

淡苁蓉二钱　附片三钱　人参二钱　炮姜二钱　当归三钱　生芍三钱

论下焦秋燥

夫肾主五液而恶燥，或因外感久羁，伤及肾阴，或由内伤化燥，均以培养津液为主。盖肝木纯赖水之滋养以调达五脏，苟肾水枯竭，则肝断而不能独治矣。所谓乙癸同源，肝肾并称也。

述秋燥治法

燥气伤及肝肾阴分，上实下虚，昼凉夜热，或干咳脚冷者，三甲复脉汤主之，定风珠、专翕大生膏均可主之。三甲复脉汤、定风珠二方并见前。

专翕大生膏

人参　茯苓　龟板　鳖甲　牡蛎　鲍鱼　海参　白芍　五味　麦冬　阿胶　莲米　芡实　熟地　蒺藜　枸杞

各药炖乌骨鸡，羊腰子，猪脊髓，鸡子黄，烂熟，冲白蜜服之。虚极者，再加鹿茸末冲服之，但方内均系浓重血肉之品，邪气未尽者，则非所宜也。

第二部分

临床经验辨证录

一、流感

流感包括在中医热性疾病内，可因风温、风温夹湿、湿温而患发。综合言之，发病初期症状，不外乎恶寒发烧，头疼身痛，面现潮红，咳嗽汗出，虽同是表里俱急，症状差别不大，但因患发的因素不同，治法各异。临证时必须慎考舌苔、脉象、大小便以辨证，明确其患发因素，作出诊断，或因风温，或因风温夹湿，或因湿温，进而了解营卫气血和三焦的关联以决定其邪之所在，然后对证立法处方，药到病除。哪有以一方一法，而包括流感的全面治疗，不慎重辨证之理？

分别处理如下：

1. 同上症状，舌苔薄白，脉或浮或弦而微数，大便正常，小便微黄而畅通者，是由风温而患发的流感。

方用：苦杏仁三钱　银花藤三钱　连翘三钱　桔梗钱半　淡豆豉三钱　薄荷二钱　淡竹叶四钱　荆芥炭一钱　牛蒡子三钱　甘草一钱　菊花五钱　鲜芦根一两　桑叶三钱

2. 同上症状，舌苔白滑，脉弦濡或数，大便溏，小便黄者，是由风温夹湿而患发的流感。

方用：桑枝一两　豆卷一两　蚕沙四钱　连翘三钱　银花藤三钱　淡豆豉三钱　蔓荆三钱　甘草一钱　厚朴花三钱　鲜芦根一两　薤白三钱　苦杏仁三钱

3. 同上症状，舌苔灰腻，脉濡数，大便滞，小便甚黄者，是由湿温而患发的流感。

方用：豆卷一两　蚕沙五钱　桑枝一两　苡仁四钱　扁豆衣四钱　薤白五钱　淡豆豉三钱　苦杏仁三钱　蔓荆三钱　生谷芽五钱　甘草一钱　藕节一两　厚朴三钱

以上三证，如舌质红紫，高烧不退者，可加紫荆花三钱，即市面误称之紫薇花也。

4. 经过以上治疗，病邪由卫入气，脉见躁洪大，舌苔枯黄，口渴饮水，大便几日未解，小便短少而黄，面红目赤，畏热不恶寒，眼眩头晕，呼吸短促者，乃阳明燥金，热盛之象。

方用：生石膏一两　甘草一钱　知母四钱　粳米五钱

汗多者加玄参五钱，鼻衄者加茅根五钱。

5. 后遗痰热上盛，壅阻肺金，气不下降而喘咳胸痛者，一般易口涩，舌苔黄腻，大便滞下，小便短黄，脉滑疾，寸口大。

方用：全瓜蒌四钱　牛蒡子五钱　杏仁三钱　浙贝母三钱　石菖蒲一钱　枇杷叶五钱　甘草一钱　薤白四钱　竹沥冲，一杯　竹茹四钱　丝瓜络二钱

6. 后遗脾肾阴伤，口干舌燥，食欲不振，舌心绛，脉大微弦，大小便已渐正常。

方用：扁豆衣四钱　谷芽四钱　金钗石斛六钱　牡蛎六钱　豆卷六钱　冬瓜仁五钱　淮山三钱　炙草一钱　黄精八钱　玉竹五钱　鸡内金二钱　藕节六钱

附：1957 年成都市流感大流行，经统计，在辨证当中，使用各方的疗效在 95%，余下有慢性病的，用药复杂，治愈期亦较长，故未列入。本人当时工作在成都市第一人民医院。

二、支气管炎

本病的患发多阴证，有急性和慢性两大类型，用四诊八纲辨证，再按照疾病的分期阶段，分别先后处理如下：

1. 急性支气管炎　初起咳嗽气紧，吐泡沫痰，微恶寒热，头昏，脉浮而弦，舌苔薄白，口不干渴，大便正常，小便微黄者。

方用：苦杏仁三钱　信前胡三钱　全虫三钱　苏子霜三钱
牛蒡子三钱　薄荷二钱　甘草一钱　浙贝母三钱　炙紫菀三钱　竹
茹三钱　菊花五钱

2. 如咳嗽气喘特甚，夜不落枕，吐泡沫夹浓痰，壮热
恶寒，头眩晕，脉浮洪而躁，舌苔深黄，大便不解，小便短
黄者。

方用：生石膏一两　麻黄绒二钱　苦杏仁三钱　甘草一钱
花粉三钱　枇杷叶五钱

3. 慢性支气管炎　由外因诱起内因，病发无一定季节和
时间，咳嗽气紧痰哮，行坐不安，夜不落枕，痰多风泡，苔
灰，口不干渴，脉弦濡，大便正常，小便时清时黄。

方用：化橘红二钱　橘络三钱　苦杏仁三钱　苏子霜三钱　薤
白四钱　甘草一钱　全虫三钱　川贝母二钱　肺筋草三钱　紫菀三钱
姜炒竹茹三钱　金钗石斛五钱

4. 同上症状，但必患病年久，演成下虚上盛者。

方用：百合四钱　苦杏仁三钱　杜仲八钱　菟丝子三钱　薤
白四钱　川贝母三钱　化橘红二钱　橘络二钱　白前根一钱　蛤
粉五钱　全虫两个　甘草一钱

5. 同上症状，虽然患病日久，尚未至虚，痰涎痰塞特
甚，动则气高欲绝者。

方用：法夏三钱　广陈皮二钱　旋覆花三钱　云苓四钱
苏子霜三钱　竹茹三钱　石菖蒲一钱　远志二钱　杏仁三钱　枇杷
叶五钱　蚕沙四钱　甘草一钱

6. 慢性气管炎，未经外因引诱安静时，可常服胎盘粉或
胎盘片。一旦感受外邪，及时依照如上几法分别处理后，仍然
继服，一段时间后或可除根。

三、哮喘

本证最为复杂，有上中下三焦的不同患病因素，从而用药亦多分歧，辨证应当精确，处理如下：

1. 痰鸣喘急，不能行动，咳嗽胸痛，舌苔光滑，口涎多，大小便正常，脉滑，寸口壅塞，肺气不化者。

方用：茅术须三钱　法夏三钱　化橘红三钱　橘络三钱　云苓四钱　丝瓜络二钱　豆蔻壳三钱　甘草一钱　生姜三钱　苏梗三钱　苦杏仁三钱　薤白四钱

2. 有寒热不定之状，痰哮气喘，呼吸行动均感困难，舌本不红，苔薄白，咳嗽频数，脉缓，大小便正常，乃营卫不和之象。

方用：桂枝三钱　厚朴三钱　杏仁三钱　生姜三钱　甘草一钱　炒白芍三钱　法夏三钱　广陈皮二钱　云苓四钱

3. 喘急痰少，胸中刺痛，动则气喘，心烦气躁，舌本红，苔薄，口干不饮水，大便不快，小便短，脉弦，左关独大，乃肝气阻络胸中影响所及。

方用：蒺藜四钱　炒白芍三钱　钩藤四钱　枳壳三钱　吴萸连五钱　藤香二钱　薤白四钱　香橼三钱　甘草一钱　全瓜蒌四钱　桔梗五钱　法夏三钱

4. 喘促不宁，痰涎自出，神疲眼眩，食欲不振，入夜更为沉重，大便溏，小便清，舌苔腐白，口不干渴，脉濡，右关独大，重取无力，此乃脾阳衰败，母病累及于子的哮喘。

方用：黑附片一两，先熬　潞党参四钱　焦白术五钱　炙草一钱　干姜三钱　草果仁二钱

5. 如上症状，舌苔、大小便均同，唯脉濡而两尺独大者，乃浊水过盛，肾阳为其所没，子病累及于母的哮喘。

方用：黑附片一钱，先熬　生姜一两　云苓四钱　焦白术五钱
炒白芍三钱　桂枝尖三钱　炙草一钱

6. 喘促欲绝，痰涎不多，口干不思饮水，舌苔薄白，脉沉细，两尺弱，大便正常，小便多，乃下虚上盛，阴阳两伤，肾不纳气的哮喘。

方用：黑附片一钱，先熬　牡蛎一钱　龙齿三钱　肉桂二钱
盐砂仁二钱　淫羊藿四钱　盐柏三钱　炙草一钱　益智仁三钱　补
骨脂三钱　白薇一钱

四、肺结核

本证现代医学的检查，包括浸润、空洞、局灶等不同类型，中医学称为痨瘵，分列治法如下：

1. 浸润型肺结核，微见咳嗽，有痰不易咳出，不吐血，大便正常，苔薄白，脉平者。

方用：百部五钱　杏仁三钱　浙贝母三钱　紫菀三钱　仙鹤
草四钱　冬花三钱　甘草一钱　金钗石斛五钱　雪梨膏一两　竹
茹三钱　百部四钱

2. 空洞型肺结核，微咳，痰胶，痰中偶尔带血，舌苔灰薄，脉细弱，较常人数，大小便不正常者。

方用：白及一钱　百部六钱　藕节炭八钱　冬花三钱　川贝
母三钱　紫菀三钱　蛤粉一两　侧柏炭五钱　百合四钱　炙草一钱
冬瓜仁五钱　肺痨草四钱

3. 局灶型肺结核，有痰不咳嗽，苔灰薄，食欲不振，大小便不正常者。

方用：牡蛎六钱　浙贝母三钱　淮山三钱　百部五钱　甘
草一钱　白及六钱　金钗石斛五钱　冬瓜仁五钱　谷芽五钱　兜
铃三钱　白前根二钱

4. 各类型肺结核，不断咳血，口干舌燥，苔灰黄，大小便正常，脉见弦数者。

方用：茅根炭六钱　藕节炭一两　侧柏炭五钱　贯众炭六钱荆芥炭一钱　茜草炭二钱　生地炭四钱　浙贝母三钱　炙紫菀三钱炙百部八钱　干麦冬五钱　甜杏三钱

5. 各类型肺结核，演成下虚上盛，咳嗽频数，入夜为甚，不安睡，两尺脉弱，大小便正常者。

方用：蛤蚧一对　菟丝子五钱　覆盆子五钱　蛤粉一两　鸡内金三钱　百部八钱　白及一两　百合一两　熟地八钱　阿胶珠五钱淮山一两　金钗石斛五钱　仙鹤草一两

上药共为末，蜜丸，朱砂为衣，早晚白开水冲服，每次四钱。

6. 各类型肺结核，均可用大蒜炖稀饭服。

7. 各类型肺结核，均可用白果肉片茶子油服，以陈为佳，每服五粒，白开水冲。

附注：无论哪种肺结核，在服药期间，均须戒烟酒及辛辣之品。

五、肺气肿

本症患病原因不是一端，总括来说，有肝气和水气之异，更有寒热虚实之别，分别类型如下：

1. 肝气络胸中，咳嗽，呼吸粗促，胸部胀痛，噫气呕逆，不思食物，大小便正常，舌质不红，苔薄白，脉弦者。

方用：藤香二钱　炒白芍三钱　蒺藜三钱　吴萸连一钱　钩藤四钱　青皮二钱　广陈皮二钱　香橼二钱　木贼草二钱　郁金二钱　谷芽三钱　蚕沙四钱　苦杏仁三钱

2. 同上症状，而系各气阻滞气机，苔白滑，大便溏滞，小便短黄，脉濡者。

方用：化橘红二钱　薤白四钱　橘络三钱　苦杏仁三钱　丝瓜络二钱　法夏三钱　旋覆花三钱　云苓四钱　石菖蒲一钱　荷叶梗三钱　蚕沙四钱　苏子三钱

3. 同上症状，系肾阳为其所没而形成的肺气肿，舌苔白厚而腻，大便常溏，尿时多时少，脉濡而缓，正所谓其之本在肾，其用在肺，用制强肺各法。

方用：黑附片一两，先熬　云苓四钱　炒白芍三钱　白术五钱　生姜一两

4. 同上症状，系脾虚湿固而形成的肺气肿，舌苔腐白，大便溏泻，尿少，脉濡，重取无力，右关特大者。

方用：桂枝三钱　云苓五钱　白术五钱　甘草一钱　草果仁三钱　干姜三钱　茅术三钱

六、传染性肝炎

本证在中医学的记载，为黄疸，病由于湿郁不解，而与阳明相搏，难以发越，小便既不利，无汗又不能由表通，故易发黄。《金匮》辨有三十五条，出治一十二方；发病因素，或因郁热，或因食谷，或因外入，或由内发，或由酗酒，或由色痨，因素不同，治法亦异。总的说来，大概别之为阴黄、阳黄、半阴半阳之异。经现代医学检查，虽症状大同于外形，而实际确有传染性肝炎和胆囊炎的不同划分，分述如下：

1. 传染性肝炎，经查血证实，当时症状，巩膜及皮肤发黄，肝区作胀，尚未痛，手足发厥，大便常溏，小便黄，舌苔白滑，口不干渴，脉濡，是为阴黄。

方用：黑附片一两　茵陈五钱　草果三钱　蚕沙四钱　杜仲一两　茅苍术三钱　云苓五钱　泽泻三钱　花斑竹根一两

2. 传染性肝炎，经查血证实，当时症状，巩膜及全身发黄特甚，四肢酸软无力，常见寒热往来，口不干渴，肝区急痛，痞满，食欲不振，尿黄，苔腐白，脉濡而缓，是为阴黄，兼有外邪。

方用：天雄片一两，先熬　吴萸三钱　鳖甲一两，酥　茵陈八钱干姜三钱　炒柴胡三钱　草果三钱　云苓五钱　杜仲一两　蒺藜四钱炒白芍四钱　花斑竹根一两

3. 传染性肝炎，经查血证实，巩膜、皮肤黄如菜油状，无汗，小便不利，短少甚黄，大便干，口渴饮水，舌苔黄燥，脉弦大而数，是为阳黄。

方用：金钱草一两　栀子四钱　甘草一钱　花斑竹根一两黄柏三钱

4. 同上症状，经查血证实为传染性肝炎，唯大便秘，脉沉数，前者为胃腑未实，本证为胃腑已实的阳黄。

方用：茵陈八钱　栀子三钱　大黄三钱　花斑竹根一两　金钱草一两

5. 传染性肝炎，经查血黄疸指数较高，症状为巩膜、全身发黄，口无味，恶寒冷，食欲不振，恶油，畏风，尿少而黄，大便正常，脉弦濡，苔白滑，是有外邪的半阴半阳证。

方用：炒柴胡三钱　炒白芍三钱　鳖甲一两　蒺藜三钱　天麻三钱　金钱草一两　泽泻三钱　草果二钱　茵陈五钱　云苓四钱晚蚕沙五钱　法夏三钱　花斑竹根一两

6. 传染性肝炎，经查血黄疸指数更高，症见痞满噫气，少腹时作胀痛，肝脏肿大，夜不安睡，小便时黄时清，大便间日解，食量尚好，巩膜黄，舌苔微黄而厚，脉弦，肝脉旺大，是由肝郁而患发的半阴半阳之证。

方用：云苓四钱　白芍四钱　钩藤四钱　蒺藜三钱　郁金三钱

鳖甲八钱　广木香一钱　青皮三钱　法夏三钱　谷芽五钱　香附三钱
吴萸连五钱　金钱草一两

7. 肝炎症状消失，食欲不振，精神萎弱，腹胀便溏，尿清，脉缓，苔薄白者。

方用：黑附片一两，先煮　焦白术三钱　炮姜三钱　潞参四钱

8. 肝炎症状消失，夜不安眠，头昏，心烦，大小便正常，苔薄，脉弦者。

方用：朱茯神四钱　夜交藤一两　远志二钱　白芍三钱　石决明一两　龙齿三钱　钩藤四钱　蒺藜三钱　枣仁三钱　血丹参五钱
莲心三钱　炙草一钱

七、胆囊炎

本证在中医学上的记载亦称之为黄疸，其症状外形与肝炎大同小异，仍有阳黄、阴黄、半阴半阳之异，鉴别如下：

1. 胆囊炎经检查证实，断断续续地发冷发烧，烧甚则皮肤及巩膜发黄亦甚，心窝及肝脏部位痛亦甚，食欲不振，大便溏，小便黄，舌苔灰黄，脉弦濡，是半阴半阳之证。

方用：鳖甲八钱，酥　炒柴胡三钱　青蒿炒，三钱　甘草一钱
法夏三钱　槟榔三钱　吴萸连一钱　钩藤四钱　蒺藜三钱　蚕沙四钱
厚朴三钱　炒知母三钱

2. 胆囊炎经检查证实，症见巩膜及皮肤发黄，腹胀痞满，手足发厥，大便溏滞，小便黄，舌苔灰白而腻，口不干渴，脉濡大，重取无力，是为阴黄。

方用：黑附片一两，先熬　焦白术四钱　炮姜四钱　茵陈六钱
厚朴三钱　金钱草一两　谷芽五钱

3. 胆囊炎经证实，皮肤及巩膜黄如滑油状，大便干，小便短少、甚黄，口干饮水，脉濡数，是为阳黄。

方用：茵陈八钱　焦栀四钱　甘草一钱　焦柏三钱　金钱草一两
花斑竹根一两

4. 胆囊炎经过手术后，刀口两月不合，不断流水，面灰
微浮，苔灰黄，口干不饮水，大小便不正常，六脉细弱而数，
此乃脾胃损伤过甚，主以甘淡实脾善后，两剂而刀口合。

方用：扁豆衣四钱　鸡内金三钱　煨粉葛钱半　冬瓜仁五钱
金钗石斛一两　淮山五钱　生芪四钱　莲子三钱　苏条参五钱　炙
草一钱　谷芽五钱

八、肝硬化

肝炎久疗不解，抑或反复无定，酿成慢性，肝脏肿大而硬
化，有下列的不同辨证。

1. 肝硬化仍然面目发黄，肝区经常作痛，胸闷不愉，口
不干渴，大便常溏，尿黄，舌苔灰滑，六脉濡大者，此为阴盛
阳衰之象。

方用：三棱三钱　莪术三钱　藤香三钱　炒白芍四钱　吴萸
连一钱　草果二钱　归尾三钱　玄胡三钱　青皮三钱　连吴萸二钱
蒺藜四钱　乳没各一钱　花斑竹根一两

2. 肝硬化仍然肝区作痛，面目发黄，口干饮水，大便
干，尿黄，苔黄，六脉弦濡而数者，此为阳盛阴衰之象。

方用：海藻一两　昆布一两　金钱草一两　茵陈四钱　杜
仲一两　云苓五钱　赤芍三钱　吴萸连钱半　蒺藜三钱　鳖甲一两
乳没各一钱　枳壳三钱　花斑竹根一两

3. 肝硬化腹水，肝区作痛，腹胀如鼓，口不干渴，大便
常溏，尿黄，食欲不振，舌苔白滑，六脉濡大，行动困难，此
为阴盛之象。

方用：厚附片一两，先熬　二术各三钱　云苓五钱　砂仁二钱

蚕沙五钱　莱菔子三钱　腹皮四钱　生姜一两　薤白四钱　法夏三钱

4. 肝硬化腹水，肝区作痛，肿透全身，尤以少腹为甚，大便难解，小便淋漓而黄，口干饮水，不思食物，舌苔灰黄，不能行动，脉细数而弱，寒水化热水，阳盛之象。

方用：椒目三钱　桂木一钱　猪苓、泽泻各三钱　腹皮四钱　海金沙四钱　蚕沙四钱　苓皮四钱　桑皮三钱　姜皮三钱　五加皮三钱

另外：针砂丸三钱，分三次冲姜水服。

九、肝癌

本证大多由肝郁造成，木旺伤土，气血凝滞，肝区作痛，急应靖肝和土，宣通气血，分别治法于下：

1. 肝癌经检查证实，肝区胀痛，食欲不振，头昏，口干，苔黄，夜不安睡，易作潮热，大便干，小便黄，脉细数，乃阳盛之象。

方用：丹皮三钱　丹参五钱　海藻一两　昆布一两　黑豆子一两　白芍三钱　蒺藜四钱　谷芽五钱，生　枳壳三钱，炒　炒香附三钱　香橼二钱　藤香三钱　紫草二钱，炙

2. 肝癌经检查证实，肝区胀痛，胸闷不饥，微恶寒冷，苔白脉濡，大便溏，尿时黄时清，乃阴盛之象。

方用：三棱三钱　莪术三钱　炒柴胡二钱　玄胡三钱　归尾三钱　炒白芍三钱　青皮三钱　炒茅术须三钱　蒺藜四钱　谷芽五钱　皂角菌五钱　连吴萸二钱　鸡内金三钱

3. 肝癌经检查证实，肝区胀痛，腹膨，噫气，神衰，气短，食少，大小便不正常，舌苔灰薄，脉濡无力，此乃正衰邪盛之象。

方用：潞参四钱，米炒　白术五钱，米炒　吴萸半钱　白芍三钱
三棱二钱　莪术二钱　藤香二钱　巴戟四钱　鳖甲一两　秦当归三钱
杜仲一两　云苓四钱　皂角菌五钱

4. 肝癌拖延日久，脾胃两败，不饥不食，形容枯瘠，夜
不安睡，精神萎弱，口干苔黄，肝区微痛，六脉弦大无力，大
便结，小便黄，乃肝木克土，伤害了脾胃之阴，主以柔肝实
土，味取甘淡。

方用：高丽参五钱　淮山四钱　莲子三钱　谷芽五钱　扁豆
衣四钱　金钗石斛六钱　牡蛎八钱　白芍三钱　蒺藜四钱　鸡内
金三钱　旱莲五钱　玉竹五钱　冬瓜仁六钱　何首乌六钱

十、肝郁

肝郁横逆脾胃作痛，经查血不是肝炎、肝癌、肝硬化等证
者，名曰肝郁，受病由于精神不快，忧思烦恼，结郁所致。分
下列三例：

1. 肝脏横贯脾胃而隐痛者曰肝横，由于忧思结郁所生，
乃七情造病，喜静而恶动，易烦躁暴怒，或善忧易骂，行坐不
安，口燥苔薄，大小便正常，脉躁，左关部独大者。

方用：法罗海三钱　郁金三钱　丹参六钱　丹皮三钱　鳖
甲酥，一两　吴萸连钱半　白芍三钱　蒺藜四钱　甘草一钱　玄胡三钱
香附炭三钱　藤香二钱　青皮炒，三钱

2. 肝郁化火，同上症状，唯口燥咽干，夜多噩梦，心慌
发烦，大便结，小便黄，苔黄，脉弦而数者。

方用：胆草三钱　炒柴胡二钱　青黛钱半　赤芍三钱　生地
四钱　甘草一钱　血丹参五钱　丹皮三钱　旱莲四钱　郁金三钱
黄连三钱　石决明一两　蒺藜四钱

3. 肝郁久羁不解，影响夜不安睡，精神不振，大小便正

常，苔薄，脉弦大者。

方用：白芍四钱　旱莲五钱　莲心二钱　蛤粉一两　夜交藤一两
蒺藜四钱　钩藤四钱　女贞四钱　甘草一钱　龙齿三钱　郁金三钱
丹参五钱　朱茯神四钱

十一、阑尾炎

本证有急性和慢性的不同，治法亦有阴阳之异，兹将四诊别列于后：

1. 阑尾炎右下腹急痛，脚缩不能伸，经检查为急性阑尾炎，脉弦大而濡，口不干渴，舌苔灰薄，大小便正常者。

方用：红藤二两　甘草一钱　石菖蒲钱半　败酱草五钱　白芍四钱　广木香一钱　枳壳三钱　吴萸连钱半　连吴萸钱半

2. 阑尾炎同上症状，唯脉弦数，舌苔黄，大便秘，小便短黄，口干饮水者。

方用：大黄二钱　红藤一两　石菖蒲钱半　赤芍三钱　败酱草五钱　丹皮三钱　黄连钱半　枳壳三钱　丹参五钱　生甘草一钱　藤香三钱

3. 阑尾炎，痛时寒热往来，口苦干燥，舌苔黄厚，大便干，尿黄，脉濡数者。

方用：炒柴胡三钱　胆草二钱　赤芍三钱　蒺藜四钱　红藤一两　败酱草五钱　石菖蒲钱半　枳壳三钱　黄连一钱　藤香三钱　晚蚕沙四钱　甘草一钱

十二、高血压

本证为脑出血（又称脑溢血）的前身，高血压自然不一定并发脑溢血，而患脑溢血者大半都是高血压。受病不外乎七情内扰，嗜好太燥，决定于内因，或由外因引诱而发，用辨证法分列于下：

1. 高血压由肝阳上冲引起，症见头昏眼眩，心烦气躁，夜不安睡，大小便正常，舌质红，苔浅黄，脉弦数者。

方用：石决明一两　赤芍三钱　蒺藜四钱　钩藤四钱　旱莲五钱　夏枯草四钱　甘草一钱　杜仲一两　僵虫三钱　胆草二钱　怀牛膝三钱　玉竹五钱　女贞四钱

2. 高血压由肾阴亏损，水不济火引起，症见头昏晕，眼发花，行路醉醉然，苔薄白，舌质红，大便结，小便正常，脉弦大者。

方用：生熟地各三钱　龙齿三钱　牡蛎一两　朱茯神四钱　石决明一两　山茱萸二钱　淮山四钱　丹参五钱　丹皮三钱　淡苁蓉三钱　杜仲一两

3. 高血压由痰涎壅塞上盛引起，行动感觉上重下轻，头重如束，苔白滑，大便溏，尿黄，脉滑，寸口独大者。

方用：黑附片一两　白术五钱　盐柏五钱　云苓四钱　炙草一钱　盐砂仁钱半　炒白芍三钱　生姜一两　贼骨五钱

4. 高血压不拘属于如上哪一类型，血压易低易高，反复无定，或服之不效者，均可服下方：

方用：兜铃一两　青木香三钱　杜仲一两　五味一钱　龙齿三钱　蚕沙四钱　玉米须五钱　石决明一两　夏枯草四钱　蚕豆花五钱

5. 高血压反复无定者，若服下方，可以巩固其正常状态。

方用：鸭血半斤　红粳米一斤　煮熟早晚服。

6. 患高血压的因素虽非一端，总的说来，七情内扰为本证关键，必须做好预后，疗养并进。

十三、脑溢血（中风）

一般来说，本证是高血压的后果，其发病原因，古人皆认为系"风邪中人"所致。金元各大家则各有不同，如河间重火，东垣主气，丹溪主痰湿，王安道又将本证别为"真中风"与"类中风"二类，实乃鉴别诊断的一大进步。初视之似有矛盾，实则此证致病之由，并不离于肝经。经云"诸风掉眩，皆属于肝"，中人之风，实非纯自外来，内风为患颇为紧要，应当作为辨证论治的准绳也。

1. 病患系原发性高血压伴发脑溢血，第四次求治，神志半清楚，左侧颜面麻痹，有轻微痰鸣，四肢运动俱迟钝，尤以左侧为显，大便难解，小便黄，六脉弦大，重取无力，苔厚而边黄心乌，主以镇肝息风，和脾祛痰。因性嗜酒，素常肝旺脾湿。服下方五剂而愈。

方用：石决明一两　钩藤四钱　蒺藜四钱　川贝母三钱　金钗石斛八钱　夏枯草四钱　桑枝一两　兜铃六钱　豆卷一两　杜仲一两　生谷芽五钱　蚕沙三钱　旱莲五钱

2. 患发脑溢血，神志昏迷，口张目闭，汗出如洗，痰鸣，鼾声呼吸，遗尿，大便未解，手足发厥，脉弦细，无力微数，中痰危候，急虑绝脱，法用通络利痰，回阳救绝。二剂而愈。

方用：姜半夏四钱　南星片三钱　黑附片一两，先熬　石决明一两　盐砂仁钱半　石菖蒲七分　远志二钱　钩藤四钱　潞参米炒，四钱　杜仲一两　化橘红三钱　橘络三钱　云茯神四钱

外用黑锡丹三钱，分三次冲茶水服。

3. 患发脑溢血，神志全昏迷，牙关紧咬，痰哮，鼾声剧烈，面灰，口眼㖞斜，手足拘挛，麻痹不知病痛，脉濡而缓，

大便未解，小便少，风痰壅塞，扼重祛风痰，味取辛开温化。

方用：清水半夏六钱，先熬　南星三钱，先熬　天雄一两，先熬
远志二钱　菖蒲一钱　全虫八个　天麻三钱　钩藤四钱

4. 患者因暴气，逆气上冲而病脑溢血，头汗出，神志半昏迷，目闭不张，口涎自出，手足拘急，大便正常，小便少，舌苔薄白，脉弦动。

方用：代赭石六钱　旋覆花三钱　郁金三钱　钩藤四钱　吴萸连钱半　白芍三钱　蒺藜四钱　青木香三钱　枳壳三钱　石决明一两　甘草一钱　杜仲一两　香附三钱

5. 患者肝郁素重，郁气化火，影响肝风内动而病脑溢血，口眼㖞斜，心烦面赤，手足瘛疭，战战不已，神志时昏时清，大便干燥，小便短黄，舌质红，苔枯黄，六脉弦动而数。

方用：胆草三钱　浙贝母三钱　全虫四个　赤芍三钱　石决明一两　丹参五钱　蒺藜四钱　钩藤四钱　甘草一钱　代赭石六钱
杜仲一两　郁金三钱　竹沥一杯，分冲

以上五方，临床辨证使用颇效。

十四、子宫下垂

本证为妇女的常见病，受病原因，不外乎肝郁脾湿，久久不解，影响气机下陷而酿成，病情复杂，用药不单纯，扼重在于升阳解郁宣湿，恢复其开阖机能。笔者治愈夏母之方如下：

1. 早服补中益气汤　黄芪一两　白术三钱　广陈皮二钱
升麻两钱　银柴胡两钱　炙草一钱　秦当归三钱　藤香二钱　洋
参二钱

2. 晚服龙胆泻肝汤　焦栀二钱　枯芩三钱　柴胡二钱　干生地四钱　前仁二钱　泽泻三钱　木通二钱　甘草一钱　秦当归三钱

3. 外涂香油于下垂部分，再用活蚌蛤割开吻合突出上部，用纱布包着，三小时更换一次。

方义：补中益气汤升阳上行，龙胆泻肝汤疏肝郁而解下焦湿热，下垂暴露在空气中，必然干燥，故以香油润之，蚌蛤开而能阖，以正患者之不阖，活用其生生之气，以起患者之生气，如上内外施治，迅速痊愈。

十五、痢疾

现代医学有细菌性、阿米巴、暴发性等不同类型的痢疾。中医学的记载中，则有赤痢、白痢、红白痢、噤口痢、水痢、休息痢等不同名称。总的说来，不外乎表里寒热虚实阴阳的辨证正确耳。

1. 白痢，里急后重，痢下白涎，尿黄，口干不需饮，苔灰黄滑腻，脉滑数，右中宫独大者。

方用：吴萸连钱半　广木香一钱　白芍四钱　厚朴三钱　枳壳三钱　莱菔子三钱　谷芽五钱　蚕沙四钱　木通三钱　枯芩三钱

2. 赤痢，里急后重，痢下红涎，尿黄，口干不思饮，苔黄滑，脉细数，两中宫独大者。

方用：橘红二钱　归尾三钱　赤芍三钱　广木香一钱　炒枳壳二钱　厚朴三钱　黄连钱半　秦皮二钱　苓皮三钱　石莲子去壳，三钱

3. 红白痢疾，里急后重，恶寒发烧，尿黄，口干饮水，阳明头痛，舌苔黄腻，脉滑大而数者。

方用：午时茶三钱　煨粉葛二钱　枳壳三钱　扁豆衣四钱　莱菔子三钱　广木香一钱　橘红三钱　石莲子去壳，三钱　黄连钱半　白芍四钱　枯芩三钱

4. 红白痢，里急后重，痢下红白如油状，尿甚黄，大汤

饮红^①，舌苔深黄而厚，脉大而数。

方用：白头翁六钱　黄连钱半　白芍四钱　广木香一钱　秦皮三钱　焦黄柏三钱　黄芩三钱　橘红三钱　枳壳三钱　厚朴三钱萝卜汁冲（以红皮者为佳，头药并捣）

5. 痢疾下水，里急后重，少腹急痛，小便短少而黄，口干饮水，舌苔黄，脉弦滑而数。

方用：猪苓三钱　泽泻三钱　云苓四钱　广木香一钱　吴萸连钱半　蚕沙四钱　厚朴三钱　台乌三钱　莱菔子三钱　大腹皮三钱枳壳三钱　桂木一钱　炒白芍四钱

6. 久痢胃虚，虚则寒，胃气下陷，九窍不和，阴阳不合而下痢，口干不渴，不里急后重，舌苔灰薄，六脉沉细者。

方用：苏条参米炒，五钱　赤石脂三钱　炮姜三钱　炒白芍三钱杏仁一钱　粳米五钱

7. 久痢脾虚下陷，时痢时止，不里急后重，口不干渴，舌苔薄白，脉沉细而弱。

方用：白术三钱　炙草一钱　升麻钱半　柴胡炒，钱半　黄芪三钱　南沙参四钱　秦当归三钱　广陈皮二钱

8. 患痢疾，服药杂乱，大肠受伤，每大便后必出血很多而昏倒，治以实肠护伤，恢复大肠黏膜为主。

方用：白蜡三钱　槐花二两　纳入猪大肠顿服。

附注：有些人对本方方义不够明确而不敢用，痢疾一证，本系肠热，到了末期溃孔出血，也不是奇怪之事。白蜡实肠填孔，槐花修复黏膜，借大肠引二味直达病所，以厚其气，余屡试屡效，故特再为介绍。

---

① 大汤饮红：不明其理，存疑。

9. 痢疾久疗不解，兹时愈时起，并经过合法治疗不效，检查大便仍有阿米巴者。

方用：鸦胆子，每服六到十个，酌量人之强弱大小增减，有两种服法：一用桂圆肉包仁吞服；再有一法，就是不破坏内仁的衣，不用桂圆肉包，吞服亦可。

附注：鸦胆子杀阿米巴的力量很大，余屡试屡验，故特再为介绍。

十六、风湿关节炎

本证有风盛和湿盛，或已发炎和未发炎之不同，皆称为风湿关节炎，而在辨证、用药方面，则各有不同，分述如下：

1. 筋骨软痛，有畏寒现象，身重烦重，大便溏，小便黄，舌苔白润，脉沉者。

方用：独活三钱　蚕沙四钱　桑寄生五钱　细辛一钱　甘草一钱　桂尖三钱　全虫三钱　五加皮三钱　桑枝一钱

2. 筋骨疼痛，手足拘挛，行动迟缓，大便干，小便黄，舌苔灰黄，脉弦而濡者。

方用：石楠藤三钱　续断三钱　苡仁五钱　防己三钱　杜仲一两　伸筋草三钱　蚕沙四钱　佩兰三钱　木瓜二钱　瓦韦（即瓦寄生）一两　舒筋草三钱　甘草一钱

3. 关节疼痛，伸缩有影响，脊骨肩背形寒不舒，行动困难，久疗不解，大小便正常，脉缓，苔灰薄。

方用：猴骨酥，三钱　虎骨（现已不用。多用狗骨代）酥，三钱　鹿角霜三钱　杜仲一两　瓦韦一两　甘草一钱　松节三钱　狗脊一两　伸筋草三钱　桂枝二钱

4. 两腿膝盖以下，红肿大痛，不能行动。过服温热之剂，大便秘，小便黄，苔黄，脉濡数。

方用：焦黄柏三钱　防己三钱　秦艽三钱　桑枝一两　苡仁二钱　石楠藤三钱　蚕沙四钱　佩兰三钱　乳没各一钱　杜仲一两　川牛膝三钱

5. 两腿软弱若废，不能行动，为时已久，大小便正常，苔薄白，脉细弱者。

方用：黑附片先煎，一两　龟胶三钱　鹿胶三钱　淫羊藿三钱　骨碎补二钱　怀牛膝三钱　杜仲一两　瓦韦一两　木瓜三钱　猴骨酥，三钱　龙骨三钱　狗脊一两　巴戟五钱　鸡脚入煎，二支

6. 肩背拘急，不能举物，影响胸部亦有拘急之时，为时久，大便正常，苔白，脉濡，寸口壅塞。

方用：橘络三钱　化橘红二钱　黑附片先煎，一两　甘草一钱　杜仲一两　鸡翅一对　桂枝二钱　丝瓜络二钱　伸筋草三钱　五加皮三钱　石楠藤三钱　瓦韦一两

7. 风湿全身疼痛，久疗不解，服药寒热攻补均感不适者。

方用：杜仲一两　瓦韦二两　纯白毛乌骨全鸡，服之特效。

十七、疟疾

在现代医学的检查中，以有无疟原虫来诊断；而在中医学的治疗方面，则用寒热虚实为辨证，以不同方法治疗同样的病，二者殊途同归，现分述如下：

1. 疟疾初起，表邪未清，发无定时，口苦发呕，舌苔薄白，脉弦，大便正常，小便时黄时清者。

方用：柴胡三钱　法夏三钱　吴萸连钱半　厚朴三钱　蚕沙四钱　槟榔三钱　甘草一钱　老生姜三钱

2. 疟来日晏，邪已深入，口干不饮水，舌苔灰黄，大便滞，小便黄，脉濡数者。

方用：炒青蒿四钱　甘草一钱　黄连钱半　草果钱半　厚朴三钱

酥鳖甲六钱　赤芍三钱　枯芩三钱　槟榔三钱

3. 间日疟，冷时发战，热时饮水，大便干稀早晚不等，尿甚黄，发时脉闭不明，热时洪大而数者。

方用：常山根二钱　柴胡三钱　槟榔三钱　黄连钱半　黄芩二钱草果仁三钱　甘草一钱　生姜三钱　法夏三钱　厚朴三钱

如服一二剂，仍然按时而发，或转变时间，或止而后作者，可用鸦胆子四个，去壳，勿破内衣，冲药如服特效。

4. 疟致寒热特甚，筋骨疼痛，不断呻唤，大渴饮水，舌苔黄腻，大便溏滞而热，小便短黄，六脉濡大而数者。

方用：桂枝三钱　生石膏一两　知母三钱　甘草一钱　粳米四钱苍术二钱

5. 久疟中虚表弱，大汗，食欲不振，精神衰弱，大小便不正常，舌苔薄白，脉弦无力者。

方用：黄芪四钱　南沙参五钱　白术三钱　柴胡二钱　升麻二钱炙草一钱　广陈皮二钱　秦当归三钱　生姜二钱　大枣两个

6. 久疟上下阳虚，皮下皆肿，神萎而面色惨白，疟发无定时定刻，经常出汗，大便溏，尿黄量多，食欲不振，脉如游丝者。

方用：黑附片三两　黄芪二两　炖狗肉二斤，服特效。

十八、失眠

本病原因不是一端，也不能靠安眠药而统治失眠，仍需辨证论治，现分述如下：

1. 热痰壅阻肺金，气不下降，心烦懊恼，夜不安睡，舌苔黄润，寸口脉大，清痰，大便正常，小便短黄者。

方用：焦栀子五钱　淡豆豉三钱　莲心二钱　竹沥一杯，冲全瓜蒌四钱

2. 肝脉影响魂魄不安，心慌烦躁，夜不安睡，舌苔枯黄，脉弦，左关独大，大便正常，小便微黄者。

方用：旱莲五钱　胆草三钱　丹参四钱　丹皮三钱　蒺藜三钱　钩藤四钱　赤芍三钱　甘草一钱　生地四钱　玉竹五钱　黄连三钱

3. 实邪停滞中宫，影响阳明不能约束，夜不安睡，舌苔灰清，右关独大，大便正常，小便微黄者。

方用：法夏四钱　秫米五钱　云苓四钱　蚕沙三钱　薤白三钱　谷芽五钱

4. 神经衰弱而失眠者，除失眠现象外，常感头昏，精神不振，余无明显症状表现，大小便正常，脉弦大，舌苔薄白者。

方用：夜交藤一两　远志二钱　朱茯神五钱　枣仁三钱　龙齿三钱　柏子仁三钱　蛤粉一两　蒺藜三钱　炒白芍三钱　钩藤四钱　浮小麦五钱　熟地四钱

十九、肾炎

本证应分别疾病的新陈虚实，主以二法如下：

1. 初病尿中溶血，解后刺痛淋沥不净，次数多而量少，大便正常，两尺脉坚实，苔枯微黄者。

方用：贼骨一两　黑豆子一两　萆薢三钱　杜仲一两　台乌二钱　甘草一钱　盐黄柏二钱　香橼二钱　赤苓三钱　枯矾一钱

2. 久疗不解，且过服苦寒，上下阳虚，小便解鲜血，解时昏厥汗出，脉似游丝者，急应大补气血，救绝救脱，万不可当作初病肾炎施治也。

方用：黑附片先熬，一两　牡蛎一两　龙骨三钱　肉桂二钱　炙草一钱　花旗参五钱

二十、乳腺炎

本证应分寒热两类，立出二法如下：

1. 红肿疼痛，口干，舌燥，苔黄，大便结，小便黄，脉弦数者。

方用：浙贝母三钱　丝瓜络二钱　通草二钱　竹茹三钱　牛蒡子三钱　薄荷钱半　地丁草三钱　甘草一钱　白芷钱半　银花三钱

2. 肿而不红，痛不甚而作胀，口不干，苔白，大小便正常，脉濡者。

方用：麻黄绒二钱　甲珠二钱　丝瓜络二钱　橘络三钱　归尾三钱　竹茹三钱　甘草一钱　鹿角霜三钱　薤白三钱　化橘红二钱　枇杷叶四钱

二十一、心脏病

心为天君，一身之主，心脏受病，关系重大，每因失治而死亡者，盖未辨明虚实阴阳也，现将治法分述如下：

1. 少阴如气临心，心悸眩晕，夜梦不安，或张目不眠，脉沉细，舌苔白润，大便正常，尿多者。

方用：黑附片先熬，一两　云苓四钱　白术五钱　炒白芍三钱生姜二两　补骨脂四钱　大枣两个

2. 肾阴亏损，如不济火，浮阳上亢，二火相济为炎，影响心脏跳动，发慌，坐卧不安，易健忘，脉弦大，苔枯，大便干燥，小便时黄时清者。

方用：熟地四钱　盐黄柏三钱　云苓四钱　龙骨三钱　牡蛎一两青皮三钱　盐砂仁一钱　丹皮三钱　泽泻三钱　淮山三钱　炙草一钱

3. 劳心思虑过度，心力衰退，心跳心悸，易虚惊，常有人如捕我之状，夜不安睡，抑或多梦，苔薄质红，大小便正

常，脉弱，心脉为甚者。

方用：丹参五钱 高丽参一两 玄参三钱 朱茯神五钱 桔梗钱半 远志二钱 枣仁三钱 白薇一钱 朱当归四钱 熟地四钱 麦冬三钱 柏子仁三钱

二十二、神经头痛

本证有因衰弱、肝热、痰湿等不同因素而患发，临床应分别处理如下：

1. 痛无定所，如用脑过甚，则必更加眩晕，夜不安睡，苔薄白，大便正常，脉沉细者。

方用：石决明一两 龙齿三钱 杜仲一两 炙草一钱 巴戟四钱 熟地四钱 牡蛎一两 菟丝子三钱 覆盆子三钱 五味一钱 朱茯神四钱 黄精一两 龟板酥，五钱

2. 肝旺郁气化火，影响头顶及少阳作痛，静则稍安，动则更甚，而眩晕有昏倒之势，烦躁不安，夜梦不宁，舌苔干枯，大小便正常，脉弦大者。

方用：瓦楞子一两 杜仲一两 白芍三钱 天麻三钱 蒺藜三钱 石决明一两 钩藤四钱 旱莲五钱 郁金二钱 丹参五钱 炒玉竹五钱 菊花四钱

3. 痰涎壅阻，清阳不升，浊阴不降，满头重痛皆晕，上重下轻，舌苔白清，大便溏，尿黄，脉滑者。

方用：法夏三钱 瓦楞子一两 蚕沙四钱 蒺藜三钱 钩藤四钱 南星三钱 石决明一两 天麻三钱 甘草一钱 炒白芍三钱 菊花四钱 琥珀二钱

二十三、子宫颈癌

本病大都由于肝郁，阻塞气机的通畅而失新陈代谢，肝肾

有子母乙癸同源的关系，病发肾，是与肝脏分不开的，故须和气血、通经络，重点在于察虚实，乃不致误。

1. 经检查证实，而患病时间不久，体质尚未衰败者。

方用：炙紫草二钱　海藻一两　昆布一两　杜仲一两　瓦韦一两　皂角菌五钱　云苓四钱　香附三钱　丹参五钱　蛤粉一两　五灵脂二钱　贼骨一两　夏枯草四钱

2. 经检查证实，但患病时间已久，体质败退者。

方用：归尾三钱　丹参一两　杜仲一两　红白鸡冠花各二钱　海藻五钱　续断三钱　昆布五钱　贼骨一两　瓦韦一两　巴戟天五钱　炙紫草二钱　夏枯草四钱

二十四、盆腔炎

本病大半由于气郁而生，先是月经不调，继以发炎，少腹急痛，白带漫行，但因寒热虚实的悬殊，治法自异：

1. 患者日久，早已阴阳两败，口不干渴，大便正常，小便频数，盆腔急痛，白带漫行，舌苔薄白，脉细弱者。

方用：黑附片先熬，一两　贼骨一两　盐柏三钱　炙草一钱　台乌二钱　盐砂仁二钱　艾叶钱半　杜仲一两　香橼二钱　黄连钱半　韭菜子二钱

2. 患病不久，正气尚充实，口干不饮水，大便干，尿时黄时清，盆腔急痛，拒按，白带漫行，舌苔微黄，脉沉实者。

方用：黑豆子一两　贼骨一两　杜仲一两　藤香三钱　甘草一钱　金铃炭三钱　荔核三钱　台乌三钱　香橼二钱　炒白芍四钱　吴萸连钱半　白鸡冠花二钱　檀香钱半

二十五、胃下垂

本证有因气虚而下垂者，亦有因气逆而下垂者，临证必先

辨明虚实，方少遗误。

1. 气虚而下垂者。

方用：升麻钱半　柴胡钱半　黄芪五钱　白术三钱　苏条参五钱　广陈皮二钱　藤香二钱　玄参四钱　炙草一钱　秦当归三钱

2. 气逆而下垂者。

方用：炒白芍四钱　蒺藜三钱　钩藤四钱　藤香三钱　吴萸连钱半　枳壳三钱　佛手二钱　南沙参四钱　郁金三钱　炒香附三钱　丹参五钱　甘草一钱　青皮三钱

二十六、胃神经痛

本证有直接由胃而患发者，亦有由木土干扰而患发者，应当辨证论治以立法处方。

1. 由木克土而影响作痛者，其果虽然在胃，应从因治。

方用：白芍四钱　甘草一钱　炮姜三钱　乳没各一钱　法罗海三钱　吴萸钱半　黄连钱半　青皮三钱　蒺藜三钱　炒香附三钱　广木香一钱　五灵脂一钱

2. 直接由胃而患发者，应从果治。

方用：云苓四钱　法夏三钱　羌活鱼二条　广陈皮二钱　广木香一钱　南沙参四钱　砂仁二钱　吴萸连钱半　乳没各一钱　白芍三钱　白术二钱　炙草一钱　鸡内金三钱

二十七、乙型脑炎

本证是季节性的传染病，病情复杂，兹把病的过程分别如下。

1. 初病恶寒发烧，颈痛微汗，或无汗，口不甚干渴，大便正常，尿黄，舌苔薄白，脉或浮或弦而数者，邪尚在卫，仍须辛凉，表里两解。

方用：连翘三钱　银花三钱　藕节一两　甘草一钱　淡豆豉三钱　芦根一两　桑枝五钱　蝉蜕三钱　蚕沙三钱　淡竹叶三钱

2. 面发潮红，大汗出，口渴饮水，大便结，小便黄，苔转黄燥，脉洪大而数者，邪已入气分也。

方用：生石膏一两　花粉三钱　知母四钱　甘草一钱　粳米五钱　生地五钱　玄参三钱

3. 神昏发谵，口干不饮水，大便未解，小便黄，舌质绛，苔黄，脉沉细而数者，是热已入营，逆传心包之候，急应恢复神明为主。

方用：犀角二钱　羚羊角八分　莲心二钱　丹皮三钱　紫荆花三钱　丹参四钱　玄参三钱　生地五钱　黄连三钱　鲜竹沥一杯，冲　甘草一钱　竹心三十根

外酌加紫雪丹冲服。

4. 意识消失，谵语不息，角弓反张，手足厥冷，双目直视，舌质深绛，是邪已入血，影响肝肾，急虑其心神内闭外脱，或肺金化源气绝，绝则不续，以而不治。

方用：石决明一两　全虫三个　蒺藜三钱　钩藤四钱　赤芍三钱　羚羊角一钱　犀角二钱　丹皮三钱　丹参五钱　旱莲四钱　鲜竹沥一杯，冲　生地五钱　玄参三钱

外酌加牛黄丸冲服。

二十八、肠风下血

不拘男女老幼，服之特效。

方用：红青菜半斤　鲜藕半斤　炖猪大肠服。

二十九、遗尿

不拘性别老少，服之特效。

方用：棉花籽二两　桑螵蛸五钱　胡萝卜五钱　炖猪小肚子服。

三十、梅毒

经康氏反应或皮氏反应证实者，服之特效。如尚在怀疑阶段，不可试用。

方用：土苓二两　天丁三钱　全虫六个　蜈蚣两个　银花五钱连翘三钱　荆芥炭二钱　丹皮三钱　苡仁一两　丹参六钱　紫花地丁五钱

（注：以上三十个病类的一百二十方，是我在四十年临床当中不知经过若干病人，若干次的经验和教训积累出来的疗效方，作为一九五九年国庆向党的献礼。）

第三部分

湿温的发病机理及证治（摘要）

一、湿温的成因

本证多由于中阳较虚，水湿不化，或素体湿盛，再因感冒发烧、上盛而化温。湿为土气，故能寄旺于四季，但以雨季发病为多；土为杂气，藏垢纳秽，故病情复杂而多伴发症，病程长而缠绵。

二、湿温的发病机理

湿为阴邪，化温又包括了阳邪，为阴阳各半之症。脾为阴土而喜燥，胃为阳土而喜润，湿热既为两性，土为受湿之区。湿为阴邪，其伤人也，脾先受之；热为阳邪，其伤人也，胃先受之。从而知道湿伤脾阳，热劫胃阴，得理之正；反之，热亦可以劫脾阴，湿亦可以伤胃阳，乃病之变。所以湿热两盛，脾胃阴阳两伤，必然矛盾重重，变化复杂，故湿温较诸温病缓而难治。

三、湿温的辨证

初起头痛，恶寒发热，身重疼痛，类似伤寒，但脉弦濡，确非伤寒。胸闷不饥，苔白不渴，午后潮热特甚，状若阴虚，因湿为阴邪，自旺于阴分，故与阴虚同为午后身热。由于湿温性含两面，如用药过于寒凉，则易助长湿邪伤害脾阳；过于温燥，则易助长温邪，伤害胃阴；也有土衰木乘，则见冲逆壅塞；阳虚水泛，则见下陷肿胀。种种演变，极为复杂，略举关键以作临床参考。

四、湿温的治疗

根据温邪伤人，肺先受之；湿邪伤人，脾先受之的说法，知湿温为两太阴病，与其他温病有别。临床上首先应辨明：有表无表，或表里俱急；湿重热重，或湿热两盛；伤阴伤阳，或阴阳两伤，然后选方用药。综合前人治疗湿温经验及个人临床体会分述如下：

1. 湿温初起，头、身重痛，恶寒发烧，日晡作潮，微咳，胸闷不饥，面色淡黄，苔白不渴，脉濡大，银翘蚕矢汤主之（个人经验方）。

组成：银花三钱　连翘三钱　蚕沙五钱　桑枝一两　苡仁四钱　淡豆豉三钱　生谷芽五钱　薤白三钱　豆卷一两　杏仁三钱　蔓荆三钱　甘草一钱

加减：如高烧不退，舌质不红，邪在卫分者加芦根一两；如舌质红，邪已入营分者，加紫荆花三钱；如营卫俱病，二味可以合用。

2. 湿温表邪已解，仍身重头晕，神疲多睡，食欲不振，日晡作潮，大便溏，小便黄，苔白滑，脉濡大，清阳为湿所阻，宜轻开上焦，使气通湿化，三仁汤主之（《温病条辨》原方）。

3. 同上症状，表邪未解，竟施里药，致伤其中；复行解表，再虚其表。结果表里不清，病邪羁延，由太阴影响及于阳明，高烧大汗，体不拒被，口渴喜饮，饮水即吐，项强沉迷，不能坐站，大便滞涩，小便短黄，舌苔灰黄厚腻，六脉濡数，右关独大者，阳明湿温也。应解表、清里、安中、和胃，加味葛根芩连汤主之。

组成：葛根三钱　黄芩三钱　黄连一钱半　厚朴三钱　谷芽五钱　芦根一两　甘草一钱

4. 湿温表解，头脑眩晕，心烦气躁，痞满噫气，大便前干后溏、小便黄，舌苔水黄，脉弦濡，两关独大者，乃湿伤中土，土衰木乘，镇肝和土汤主之（个人经验方）。

组成：石决明八钱　蒺藜四钱　炒白芍三钱　天麻三钱　生谷芽五钱　半夏三钱　石菖蒲五分　蚕沙四钱　云苓四钱　广陈皮二钱　钩藤四钱　黄连吴萸水炒，一钱半

5. 湿热两盛，脾胃两困，头晕身重，食欲不振，口干喜饮，饮水过多又感腹胀肠鸣，大便滞下，小便短，苔黄腻者，须脏腑合治，清泻阳明之热，温散太阴之湿，兼顾并治，苍术白虎汤主之。

组成：白虎汤原方加苍术。

6. 湿温误治，致脾胃两伤、精气受损，此时用药极感困难，盖精与湿同为阴，气与燥同为阳，养阴则湿泛，渗湿则耗精，扶阳则化燥，润燥则脾陷。如症见上亢，面红，口干舌燥，心烦，食欲不振，目眩头晕，大便溏，小便黄，苔黄，脉弦濡而数，重取无力，两关独大者，宜用甘淡轻清法，柔肝实土奠下汤主之（个人经验方）。

组成：蒺藜三钱　钩藤三钱　炒白芍三钱　木瓜二钱　生谷芽五钱　扁豆四钱　莲子三钱　牡蛎一两　金钗石斛一两　杜仲五钱　鸡内金三钱　灶心土五钱

7. 由于湿邪内蕴，久羁不解，郁而发黄者，名曰黄疸，《金匮》对黄疸的病因证治已有详细论述，大概别之为阴黄、阳黄两类：

（1）阴黄：发黄色暗，身软无力，头重眩晕，痞满噫气，食欲不振，口干不渴，右胁胀痛，微恶寒冷，大便常溏，舌质不红，苔色灰白或腐白，或滑腻，脉见濡大或濡缓，重取无力，此乃湿重热轻之证，属于阴黄，加味草果茵陈四逆汤主之。

组成：附片一两　茵陈五钱　草果三钱　蚕沙四钱　杜仲一两

金钱草一两　泽泻三钱　云苓五钱　干姜三钱　鳖甲一两　吴茱萸二钱　黄连二钱　花斑竹根一两

（2）阳黄：黄色油亮，身热头重，心烦气躁，口干喜冷饮，阳明热盛，间有清谷善饥。右胁下肿大急痛，大便硬或秘结，小便赤，解时有热感。脉多濡数、滑数，舌质红，苔枯黄或深黄厚腻，如阳明已实，易见枯焦黄黑苔，此为热重湿轻之证，属于阳黄。加味栀子柏皮汤、加味茵陈蒿汤分别主之。

加味栀子柏皮汤：花斑竹根一两　栀子三钱　黄柏四钱　甘草一钱　金钱草一两

加味茵陈蒿汤：茵陈八钱　栀子三钱　大黄三钱　金钱草一两　花斑竹根一两

以上二方，同治热重湿轻的阳黄。栀子柏皮汤是治阳腑未实的经热阳黄，故用泻热渗湿的退黄法；茵陈蒿汤是治阳腑已实的阳黄，故用泻热消坚退黄的推陈致新法，用大黄涤荡脏腑，机关通利，黄疸自然消失。

五、湿温治疗禁忌

湿温初起，多有头痛，恶寒，身重痛，有误为伤寒而汗之者；中满不饥，有误为内有结热而下之者；午后潮热，有误为阴虚而滋之者。凡此种种，都足以使病势逆转或锢结不解，故汗、下、滋三法，均不得误用。又由于湿性黏滞，由来也渐，性含两面，演变复杂，因此，临床上应根据患者具体情况，运用三焦、卫气营血的辨证纲领，审证求因，选方用药，才能避免延误，确保疗效。

摘自成都市中医学会编《一九六四年年会论文选辑》

第四部分

温病失治、误治挽救验案

1. 曹某之子，五岁，病春温，拖延后病证之演变和挽救方法：

演变现象：阴被亢阳所遏，畏见阳光，要用瓷杯严盖双目，不愿听人声，一闻即惊啼，脚冷如冰，六脉细数，舌绛无苔，不思饮水。

挽救方法：扼重清营安宫，壮水制火。

处方：犀角4.5g　羚羊角1.5g　丹皮6g　丹参12g　莲心4.5g　黄连6g　生地15g　玄参9g　甘草3g　石决明9g（微煅）

方义：以犀、羚之灵异，泻心胆热而为督战之主帅，合甘草败毒而缓肝之急，再合石决明以镇肝息风，防其内动；莲心乃清宫之药，黄连中空，同入包络，清气分伏热；二丹清血分伏热；生地、玄参同为北方之药，壮水以制火。

2. 姚医生之妻，三十岁，病湿温，误服桂枝汤及白虎汤各一剂后，病证之演变和挽救方法：

演变现象：上亢下漏，神昏口渴，心烦面赤，脉细数而弱，舌上无苔，状似猪肝。

演变原因：患者性情刚躁，肝木常旺，月经亦素常不调。桂枝色紫入肝，色赤入心，动肝阳，劫心阴，亢阳上进，故神昏。但邪已入血分，石膏体重气轻，行气分由上达下，凡肝旺之人士必溺，以诛伐无过，重抑其脾阳之升，焉得不下漏。因其极端矛盾，故以两次服药时仅半天，遂演破败。

挽救方法：扼重清轻调剂，柔肝实脾，兼奠下元。

处方：生牡蛎15g　金钗石斛9g　扁豆衣9g　钩藤9g　炙甘草3g　莲心6g　炒乌梅（大）11枚　生谷芽9g　白蒺藜9g　白芍9g

方义：牡蛎清邪热，救真阴，安奠下元，合乌梅以涩肠止漏。肝旺风木鸱张，虑其内动，钩藤、蒺藜柔肝，合白芍、乌梅之酸敛，治木之有余，使木平火降，风自息。莲心清包络邪热，金钗石斛能通，扁豆衣能升，莲子能镇，谷芽能和，合而扶土抑木，升、降、浮、沉正常，患者自愈。

3. 周某，十三岁，病春温，服药表里失慎，寒热失宜，羁至一月不解后之病证演变和挽救方法：

演变现象：汗出如洗，手足厥冷而身热，双目直视露白，郑声不息，心烦转辗，大便溏泄，小便后即昏倒，六脉细如蛛丝而数，舌上无苔，状似猪腰色。

挽救方法：扼重护阴护阳，救绝救脱。

处方：桂木 3g　龙骨 6g　牡蛎 15g　炙甘草 3g　米洋参 9g 白芍 9g

方义：牡蛎解邪热、实肠壮水，合龙骨以收敛手足少阴已丧失之元气；白芍和肝，合二味以内护真阴而纳孤阳；桂木存性，防其动肝阳，燥气再作，用以宣化太阳，合白芍以调和营卫，合洋参、炙草以内护真阳，则阴阳互生，不致循环暴绝，自无绝脱之虞。

4. 向医生之子，六岁，病春温，表里寒热先后失慎后病证之演变和挽救方法：

演变现象：胸高约五六分，痰哮气喘，目闭如顽石，六脉不明，放置在地板草席上，在家长要求下勉为其难而为之一试。

挽救方法：重开肺闭，而利痰热，使气能下降，以观其变。

处方一：牛蒡子 24g　全瓜蒌 12g　竹沥冲一杯（建菖蒲 0.3g）甘草 3g

方义：牛蒡子坚实如石，开闭最急，病危故重用之以为君，合瓜蒌、竹沥以畅利痰热。惮恐闭久不开，以菖蒲作为向导，使上三味及时达到病所，甘草中和各味。服后胸肿消，气亦平，发出天花，破皮流水，继以第二挽救方法。

处方二：十全大补汤原方外加鹿茸 6g（不另立方）

方义：本证拖延，阻遏天花发出的时期，潜伏遏久，致气血内溃，故破皮流水。本方大补气血，填充内溃，挽救成功。

5. 宋某之子，十六岁，患湿温失治，拖延后病证之演变和挽救方法：

演变现象：拖延一年，伤害脾阳而转湿疟（俗称脾寒），疟至无定时定日，唇面惨白，形容枯瘠，疟后大汗淋漓，精神萎弱，不思食物，六脉细弱。

挽救方法：扼重双补脾肾之阳。

处方：黄芪 62g   附片 124g   狗肉 500g

方义：上方炖服。附子补下阳，黄芪补上阳，狗属火土，借火能生土之义，取其血肉之精，以助芪、附之势，故其功最速。

6. 王某，男，三十岁，患湿温，前后服药，寒热错乱，病证之演变和挽救方法：

演变现象：胃濡肠枯，阴阳互结，十数日不大便，不思饮食，如勉强饮食，即易发呕吐，形容消瘠，脉闭苔厚，边白尖黄而心乌，枯燥无津。

挽救方法：扼重寒热并用，使气能下通，迫之便通。

处方：大黄 15g   附片 15g   甘草 3g（附子先煎 1 小时，纳入二味，再煎 10 分钟，顿服）

方义：大黄、附子通行十二经，走而不守。附子行气分属火，火性急，故先到突破胃中蓄水；大黄行血分属阴，阴性缓，故迟到借以直透大肠；甘草中和二味之缓急性，使其不争（即古方大黄附子汤）。

7. 曹母，四十八岁，病湿温，服药寒热错乱后病证之演变和处理方法：

演变现象：湿温转疟，两月不解，间日而发，疟至沉迷，筋骨疼痛，渴喜饮水，苔黄而厚滑，大便溏滞，小便短黄，脉弦而濡大，右关尤甚。

处理方法：扼重寒热并用的复法两和表里。

处方：桂枝6g　石膏12g　知母9g　炙甘草3g　炒老米9g（名白虎桂枝汤）

方义：白虎清保肺金，峻泄阳明独胜之热，而以桂枝一味领邪外出，调和营卫，即经谓："奇治不愈，则偶治之，偶治不愈则求属以衰之。"

8. 刘某，男，四十二岁，本体肾虚，患冬温并发误治后病证之演变和挽救方法：

演变现象：气不升提，肾阳亏损，小便鲜血，解后昏厥汗出，神萎苦笑，脉似游丝，情形最为严重。

挽救方法：大补阴阳，救绝救脱。

处方：洋参9g　黑附片（先熬1小时）6g　龙骨12g　蛤粉31g　肉桂6g　炙甘草6g

方义：参、草护上阳，桂、附护下阳，蛤粉有开阖之象，合龙骨以护真阴，使血为气帅，挽救绝脱。

9. 康某，七岁，病温疫，拖延后病证之演变和挽救方法：

演变现象：耳聋声哑，高热神昏，头痛项强，抽搐呕吐。

挽救方法：双解表里，靖肝息风，恢复神明。

处方：粉葛6g　犀角4.5g　全虫6g　银花9g　黄连9g　赤芍9g　甘草3g　丹皮6g　煅石决明9g　紫荆花9g

方义：粉葛解肌热，治头痛项强呕吐；犀角、黄连峻泄心热；赤芍、丹皮、紫荆花泻血分伏热，合甘草、银花以解疫毒而退高烧；石决明镇肝，合全虫以搜肝风而止抽搐。

按：本证病愈不久耳即聪，声哑至一年始能言。

10. 张母，六十八岁，病肝郁湿后病证之演变和挽救方法：

演变现象：肝胃作痛甚急，胸痞呕吐，不饥不食不便，头昏重不能动，动则更甚，舌苔灰黄，六脉弦濡，两关独大。

挽救方法：调和肝胃，使木土能生，湿化气通。

处方：白芍 15g　甘草 3g　炮姜 15g

方义：白芍甘草汤及甘草干姜汤均为古方，合而用之，改干姜为炮姜避其辛烈之味，炮姜居中而缓，苦辛和胃，白芍苦酸和肝，甘草调和二味以中和肝胃。

附：湿温病治验一则

导言：伯壎吾师，为本市新中医疗养院特约医师之一，精于温病之治疗，在蓉行业，历有年所，活人无算，盖其技术，实赖有其特殊之经验，故能起人所不能愈之沉疴；新近先生得该院通知，请诊断一病。至则病人昏眩，面白，卧床不起，固一行将就木之形态者。询知为光华大学王姓学生，得病经三周，曾就治于某两大医院，咸以症象险恶，无法治疗拒收，乃转于此者。先生诊视后，断为湿温之危候，得病家同意姑试一方，服药一剂而危机遂转，乃嘱其安心调治，不久可愈。先生现住三桥南街，自是每日前往陕西街本院审视施治，未及旬而病竟霍然以起，某医闻之，惊为神速，乃往院探询并就教于先生，得当时治疗经过甚详，兹笔者搜集其处方笺，觉其可贵，爰汇录之，以飨读者，是不过先生临床治验之一，未足以彰先生之精博者，唯念及岐轩之术，虽逮此科学昌明之世，而奥义不达，聊以供有心阐扬者之玩索研讨耳。

一诊：一月十九日

病案：六脉弦大，两关尤甚，本初病湿温，经前主治转剧，目下症状：头重眩昏，大便色黑，前结后滞，咳嗽，痰中带血作土红状，苔白而粗散，干燥不滑，唇焦而枯，盖由禀赋素弱，乘湿温病中，伤及真阴，阴阳气机不通，影响循环，阳气亦伤，金水化源受害，故吐粉红痰，目下用药，寒热均有顾忌，主以清轻之剂，开肺通经，化土渗湿，使气通湿化，为第一步治法。

处方：橘络、甘草各一钱，竹茹、薏苡（炒）、浙贝母、扁豆衣、藕节、黑豆衣各三钱，谷芽、冬瓜仁各四钱，兰草根三根。水煎服。

慎重起居，免受外邪，另生枝节，少思虑，寡言语，最忌动气。

二诊：一月二十日

病案：脉象如前，病状：夜烧渐退，唯现鼻衄，而色亦呈土红状，此为温邪伤阴，血不养肝，须继以清凉生津通络药，兼解温热，而复化源，使真阴能育，水火相济为主。

处方：浙贝、竹茹、藕节、玉竹、刺蒺、生白芍、旱莲草、麦冬各三钱，白茅根、天花粉各二钱，甘草一钱。

三诊：一月二十一日

病案：呼吸温度，均入正常，大便得解，口津已回，夜能安睡，晚间亦不发热，唯脉象仍弦，大减，微弹指，动数；既应效，当依原案，主以甘淡实脾柔肝养水，唯安睡中多梦，乃温气伤阴，水不济火，故加龙齿以交心肾。

处方：浙贝、刺蒺、藕节、炒玉竹、竹茹、干麦冬各三钱，冬瓜仁、生谷芽各四钱，花粉、山药（炒）各二钱，龙齿一钱。

四诊：一月二十二日

病案：脉与呼吸温度，均入正常，病后伤阴且兼脾虚，故仍重在以甘淡之品养阴实脾，脾运复，先天得有所养自愈。

处方：泡参、麦冬、浙贝、扁豆衣各三钱，冬瓜仁、生谷芽、玉竹各四钱，莲米、怀山药各二钱，白龙齿钱半，竹茹三团。

五诊：一月二十三日

病案：湿温，温气伤阴过甚，故各症退，而头仍微昏，脉动虽入正常，而有勇壮弹指之象，是以温盛为热也，仍须照温热主治，重在育阴，但禀赋脾虚，当兼培土。

处方：泡参、生牡蛎、浙贝、莲米带心、茯苓各三钱，玉竹五钱，麦冬、生谷芽、冬瓜仁各四钱，黑茨菇六个（碎），慈竹茹三团。

六诊：一月二十四日

病案：温热伤及三阴，病邪既解，急应扶正，主以甘淡实脾，兼滋肝肾以善其后。

处方：潼蔾、莲米带心、生牡蛎、怀山药、生芍、云苓各三钱，桑寄生、生谷芽、泡参、玉竹各四钱，炙甘草一钱。

七诊：一月二十五日

病案：本日一切无异状，饮食起居，差将复原，唯阴虚脾弱，与禀赋有关，且加病中伤损，故治重肝脾肾也。

处方：木瓜钱半，桑寄生、谷芽、玉竹各四钱，山药、云苓、生牡蛎、块芍（打破）、麦冬、鲜石斛、泡沙参各三钱。

水煎，另加东阿胶三钱分次冲服。

八诊：一月二十六日

病案：病愈，允许出院，但须善为调养，节饮食，慎起居，寡嗜欲，耐气性，以免外邪乘元气未复而再作。

处方：木瓜、龟板、杜仲（炒）、云苓、生白芍、怀山药、石斛各三钱，泡沙参、生谷芽、桑寄生、玉竹各四钱。

结语：病人既愈，适值旧年在迩，急欲一娱此大好风光，故行离院，至今闻平复如常人，然使无业国医用中药如先生，则被束手者一拒，迄今必行且朽也！

笔者以原案实属珍贵，故依样汇录，未尝稍加移易，俾学者得窥真象焉。

辛巳年三月于国医学院
本文选自《医药改进月刊》

后 记

先严何公伯壎先生离开我们已近半世纪，有赖人民卫生出版社慧眼识珠，又逢中医药春天的到来，先严之著得能出版，幸甚至哉！家父名字出自《诗经》"伯氏吹埙，仲氏吹篪"。

先严之概况在杨华森先生序言中已有说明。本书由我、马宇主持整理，杨东、徐洵、黄育浩、刘波用功颇多，在此表示感谢。

何廷智

2022 年 5 月 28 日于成都

32